빼지 말고
빠지게 하라

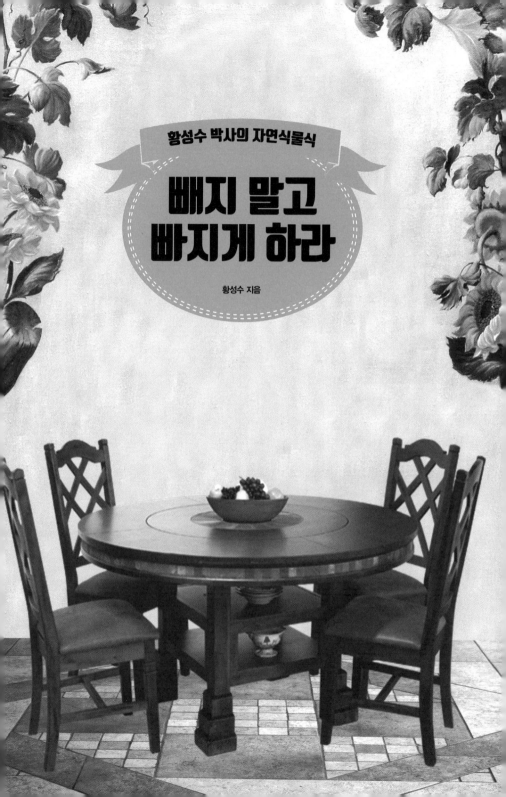

황성수 박사의 자연식물식

빼지 말고
빠지게 하라

황성수 지음

빼지 말고 빠지게 하라
— 황성수 박사의 자연식물식

초판1쇄 인쇄 2019년 8월 10일
초판3쇄 발행 2023년 4월 1일

지은이 황성수
디자인 책만드는사람(010-5526-0928)
펴낸곳 사이몬북스
펴낸이 강신원
출판등록 2006년 5월 9일 제16-3895호
주소 서울시 영등포구 영등포로 150, 생각공장 당산 B동 1212호
전화 02-337-6389
팩스 02-325-7282
이메일 simonbooks@naver.com
ISBN 979-11-87330-11-0 13510

억지로 빼지 말고
저절로 빠져나가게 하시라

수많은 다이어트법이 제시되지만 대부분 반짝 유행을 타다가 사라진다. 동물들이 자식들에게 인간처럼 미련하게 되지 말라고 가르칠 것 같다. 모든 것에는 길이 있는 법이다. 길을 따라가면 편하게 목적지에 도달한다. 길은 가까이에 있다. 몸에는 원리가 있고 그 원리대로 사용해야 한다. 군살을 우격다짐으로 뺄수 없다. 순리에 맞게 빼야 한다. 물 흐르듯 빼야 한다. 극기훈련을 하듯 빼면 안 된다. 고행하듯 빼면 안 된다. 억지로 빼지 말고저절로 빠져나가게 해야 한다. 우리 인류가 수백만 년 진화하면서 먹어온 음식을 먹으면 된다. 우리 인간의 유전자에 뼛속 깊이

각인되어 있는 음식을 먹으면 된다. 바로 자연식물식이다. 살은 억지로 뺄 필요가 없다. 자연식물식이라는 조건만 만들어주면 살은 저절로 빠져나가게 되어 있다.

　　가난의 고통에서 벗어난 인류는 이제 풍요로 인한 새로운 괴로움에 시달리고 있다. 신종 질병인 비만이 인류의 건강을 위협하고 있으며 삶의 질을 크게 떨어뜨린다. 과거에는 먹지 못해서 질병에 걸렸다면 지금은 너무 많이 먹어서 생기는 새로운 질병을 맞닥뜨리고 있다. 배고픔에 시달리던 시절에는 생각지도 못했던 병들이 새로 나타나서 사람들을 괴롭히고 있다. 그렇게 바라던 풍족함이 오히려 저주가 되었고 이 굴레에서 벗어나기 위해 안간힘을 써보지만 아직까지 헤어날 길을 찾지 못해 헤매고 있다. 먹고 사는 형편이 나아지면 어김없이 찾아오는 비만은 인류의 운명인 것처럼 보인다. 인류는 풍요를 누릴 자격을 갖추고 있는가를 생각하게 한다.

　　비만은 그 자체로 병이며 만병의 뿌리다. 수많은 병이 비만으로부터 생겨난다. 우리나라에서 가장 많은 수의 환자를 가진 고혈압을 비롯해서 당뇨병, 암, 과지혈증, 지방간, 골관절염, 수면무호흡증, 불임, 요실금, 족저근막염, 성조숙증 등이 비만으로부터 출발한다. 뿌리를 뽑지 않고 겉으로 드러난 병을 고치려고 노력해 보지만 해결되지 않는다.

비만에서 벗어나려고 목숨까지 건 시도도 하고 있다. 지방 제거술을 받다가 사망했다는 소식을 간혹 접하기도 한다. 비계를 털어버리는 것을 평생의 숙제로 생각하고 애써보지만 평생 해결하지 못하고 생을 마감하는 사람들이 많다.

과거에 비만은 중년 이상의 병이었으나 지금은 전 연령층의 병이 되었다. 소수의 문제였던 것이 보편적인 문제로 확대되었다. 승객의 몸무게를 고려하여 항공기의 좌석배치를 고민하지 않으면 비행기가 균형을 잃을 판이다. 사람들의 몸이 점점 무거워지면 지구가 궤도를 이탈하지 않을까 괜한 걱정이 되기도 한다.

비만은 개인 건강의 문제에 국한되어 있지 않고 전 지구적인 난제로 등장하고 있다. 일부 국가에서는 먹는 데 드는 비용보다 살을 빼는 데 드는 비용이 더 많아지는 지경까지 이르렀다. 비만은 자신을 괴롭힐 뿐만 아니라 남에게도 피해를 준다.

비만은 살아 있을 때뿐만 아니라 죽어서도 애를 먹인다. 큰 관을 준비해야 하고 운구할 때 무거워서 힘들다. 화장할 때는 큰 화장로가 필요하고 재가 되는 데 시간도 더 길린다. 매장할 때는 땅을 더 넓게 파야 하니 애를 먹인다. 이 땅에 태어날 때도 가볍게 왔으니 갈 때도 가벼운 몸으로 가야 한다.

비만과 관련된 산업은 날이 갈수록 그 규모가 커지고 있다.

비만 때문에 일자리가 많아지고 그걸로 먹고 사는 사람들이 많아지고 있다. 기뻐해야 할지 슬퍼해야 할지 어리둥절하다.

비만의 문제는 더 이상 미뤄 둘 수 없다. 서둘러 해결해야 하겠기에 비만에 대한 올바른 이해와 그것으로부터 벗어나는 안내서가 되기를 바라는 마음으로 이 책을 낸다.

2019년 8월 황성수

'의료자본의 카르텔'을 탈출해서
망망대해를 헤엄쳐 건너는 빠삐용

나도 한때 대패삼겹살이든 삼립빵이든 농심라면이든 마구 먹어 치우면서 '아무거나 잘 먹어서 보기 좋다'는 말을 듣고 헤헤 웃던 1인이었다. '너 그 뱃살 언제 뺄 거냐'라는 소리를 듣고도 씨익 웃어 보일 줄 아는 80kg의 마음씨 좋은 아저씨가 바로 나였다. 그렇게 오랫동안 '잡놈인생'과 '잡식인생'을 살았음을 솔직히 고백한다.

정신을 번쩍 차리고 나서 남들보다 훨씬 늦은 나이에 대학 시절의 꿈인 출판을 시작했다. 그리고 하필이면 남들이 별로 관심이 없어 하는 건강분야(특별히 자연식물식)의 책들을 펴내고 있다. 내가 이런 선택을 하게 된 결정적인 계기는 2011년 MBC 스페셜에서 3회 연속 방영된 '목숨 걸고 편식하다'라는 프로그램에 힘입은 바 크다.

이 프로그램에 경상도 사나이, 황성수 박사님이 출연했다. 그는 약을 처방하고 수술을 집도해야 하는 자본주의 의료시스템에 옐로우카드를 흔들며, 음식으로 질병을 치료해야 한다고 호루라기를 '삐익' 불고 나선 것이다. 그것은 마치 2002년 월드컵의 '모레노' 심판을 풍자한, 탤런트 임채무의 '돼지바 CF'처럼 신선한 충격이었다.

TV에 출연할 당시 그는 대구의료원 신경외과 과장으로 근무하고 있었는데, 놀랍게도 입원한 환자들에게 혈압약이나 당뇨약을 쓰레기통에 버리고 자연식물식(현미, 채소, 과일을 먹는)을 하라고 압력을 행사하고 있었다. 말도 안 되는 그의 주문에 당황한 환자들은, 약봉지를 서랍에 몰래 숨기기도 하고 공장식품(빵과 우유 등)을 병원 안에서 먹기도 했는데, 이것이 고스란히 카메라에 잡히는 장면도 목격할 수 있었다.

그 후로 나는 작심하고 책 만드는 일을 시작했다. 딱따구리가 나무를 쪼아 둥지를 마련하듯, 채식(자연식물식)에 관련된 서양책 몇 권을 억지로 쪼아대듯 번역해서 홍대 앞에 둥지를 틀었고, 아버님의 '먹고는 사냐?'는 물음에 어물쩍 대답을 못 하고 살림을 꾸려가던 차였는데…

　늦은 오전 시간 전철에서 어디서 많이 본 듯한 남자가 헬멧에 자전거를 끌고 전철로 들어서고 있었다. 어라? 저 사람… 그렇다. TV에서 봤던 황 박사님이었다. 나의 존재를 알 리가 없던 그에게, 박사님이 하시는 분야의 책을 내고 있어요… 나는 모기만 한 목소리로 허겁지겁 가방을 열어 명함을 건넸지만, 그는 곧바로 다음 역에서 자전거를 끌고 인파 속으로 사라져버렸다. 그렇게 '듣보잡' 신출내기 출판인과 '유명의사'의 만남이 끝나는 줄 알았으나… '잊기엔 너무한 나의 운명'이었는지 '우리의 만남은 우연이 아니'었는지 이렇게 박사님의 책을 내기에 이르렀으니 얼마나 감격스런 일이냐 말이다.

　나중에 내가 사석에서 대구의료원을 나오게 된 원인을 묻자 '견디기 힘들었다'며 경상도 남자의 심플한 문장으로 대답했다. 나는 그 짧은 문장 속에서 그가 견뎌낸 고난의 여정과 갈등을 읽어낼 수 있었다. 아니, 힘들었다는 말이 가당키나 하단 말인가? 히포크라테스가 '음식으로 못 고치는 병은 약으로도 못 고친다'고 선언했고, 의대생들이 그 히포크라테스의 선서를 하면서 의대를 졸업한다는데, 정작 그가 '음식으로 병을 고치겠다'고 나서자 병원과 의사들이 외면했다니…

　나는 그 이유를 안다. 당신과 나는 병원에게 환자가 아니라

고객이기 때문이다. 비록 의사가 일말의 양심을 가지고 약을 적게 처방(환자를 위하는 마음으로)하거나, 가능하면 수술과 같은 치명적인 처방을 우회해서 치료(환자를 위하는 마음으로)한다고 하더라도, 그 의사의 양심적인 행위는 병원 원무과의 수입결산 그래프에 고스란히 하향곡선을 그리며 찍혀 나올 수밖에 없다. 병원(성장해야 하는 자본)은 계속해서 의사에게 압력을 가할 것이고, 의사는 복종하느냐 뛰쳐나가느냐 하는 갈림길에 설 수밖에 없다. 그가 뛰쳐나가기 위해선 의대 6년, 인턴 및 레지던트 5년, 총 11년의 험난했던 출세과정(?)을 부정하고 진실의 편에 서겠다는 결심이 서야만 가능한 일일 것이다.

이 책을 읽고 있는 당신은 그 순간에 그가 했던 행동을 할 수 있겠는가? 나 또한 영화 빠삐용의 '드가'처럼 돼지우리를 청소하며 뒷걸음질을 쳤을 것임에 틀림이 없다. 그동안 번역해서 출판한 바 있는 〈어느 채식의사의 고백〉과 〈맥두걸 박사의 자연식물식〉의 저자, 맥두걸 박사의 이야기를 들어보자. 말하자면 그는 미국의 '황성수 박사'인 셈인데, 그가 병원에서 뛰쳐나갈 수밖에 없었던 이유는 다음과 같았다.

"나는 세인트헬레나 병원의 내 프로그램(자연식물식)을 통해서 수없이 많은 사람들이 날씬해지고 질병에서 회복되는 것을 지켜보았다. 그러나 애석하게도 나의 프로그램은 그 병원에서는 번창하지 못했다. 내 책이 베스트셀러가 되고, 내가 TV와 라디오에 출연하면서 국제적인 명성을 얻고 있었음에도 말이다. 아마도 병원이란 장소는 수술과 약물처방을 관습적으로 되풀이하는 장소인 것이 분명했다. 하기야 나의 교육프로그램이 4천 불(440만 원)인데 반해, 혈관우회술은 10만 불(1억 1천만 원)인데 말해서 무엇 하랴. 내가 아무리 치료를 잘해도 병원의 수입에는 별 도움이 안 되었을 것이 틀림없었다.

병원을 나온 그는 2주 과정의 '황성수 힐링스쿨'을 열었고, 2019년 6월 현재 75기를 마쳤으며 무려 2,500명이 넘는 수료자를 배출했다. 철저하게 실천한 거의 대부분이 살을 빼고 질병에서 해방되었음을 황성수 힐링스쿨 인터넷 사이트에서 증언하고 있다. 그는 또한 유튜브를 열어 꾸준히 방송을 이어가면서 노장 투혼을 발휘하고 있다. 그러나 얼마 전에는 보건복지부로부터 '자연식물식으로 질병이 고쳐지는 원인을 구체적으로 증명하는 자료를 보내 달라'는 요청을 받기까지 했으니, 그의 고난의 역사 또한 현재진행형인 셈이다.

의심이 많던 고등학교 시절, 학교 도서관에서 영어단어와 수학공식을 외우던 나 스스로에 대해 자존심이 상해 있었던 기억이 있다. 도대체 평생 써먹지도 못할 이 과목들을 위해 내가 왜 청춘의 밤을 새워야 한단 말인가? 이것이 나를 위한 일이 아니라면 도대체 누구를 위한 일인가? 나는 대학생이 되어 나의 그 '어쩔 수 없음'이 거대한 '교육자본의 카르텔' 때문이라는 사실을 깨달을 수 있었다. 나는 발버둥을 쳤을 뿐 그곳에서 뛰쳐나올 수가 없었다. 그러나 늦은 나이에 그 '의료자본의 카르텔'을 탈출해서 망망대해를 헤엄쳐 건너는 빠삐용 한 명이 있었으니, 그가 바로 이 책의 저자 황성수 박사다.

박사님을 생각하면 옛날에 읽은 책의 한 구절이 생각난다. 그 책의 작가는 서울 옥수동 산동네(70년대)에서 가난한 소년소녀를 모아 야학을 하고 있었는데, 밤마다 잠자리에 들기 전 이런 기도를 했다고 했다. "신이시여 오늘은 너무 행복했습니다. 너무 행복했으므로 오늘 밤 잠에서 깨지 않아도 좋습니다. 그러나 가능하면 하루를 더 살게 해주소서. 내일도 오늘처럼 또 행복하게 살고 싶사옵나이다." 나는 이런 것이 '존재론적 삶'이라고 생각한다. 나는 지금 누구를 과잉 포장하고 싶지 않다. 다만 황 박사님은 지금 그 산동네의 야학선생처럼 소유와 관계없는 '존재론적 삶'을 살고 있다는 확신에는 변함이 없다.

나도 이제 65kg으로 날씬해졌고, 가벼워진 몸보다 훨씬 더 '가벼워진 영혼'으로 살게 되었다. 고된 노동의 대가로 얻은 돈을 지불하고 책을 구입해서 지금 이 책의 첫 장을 열고 계신 고마운 당신과, 그를 통해 새로운 삶을 살게 된 나, 우리 모두는 그의 '외로운 싸움'에 빚을 지고 살아가는 셈이다.

사이몬북스 대표

비만이란 무엇인가

몸에 지방이 적정수준 이상으로 많은 상태를 비만이라고 한다. 여기에서 말하는 적정수준은 시대마다 달랐고 현재도 논란이 있을 정도로 적정수치가 정해지지 않은 상태이다. 분명한 것은 기준이 점점 내려가고 있다는 점이다. 즉 더 날씬한 것이 더 낫다는 방향으로 기준을 수정하고 있다.

적정체중 · 표준체중

알맞은 몸무게를 일컫는 말에 여러 가지가 있다. 적당하고 올바른 몸무게라는 의미의 적정체중(適正體重), 표준이 된다는 의미의 표준체중(標準體重) 등의 말이 쓰인다. 이는 몸무게가 좋다는 뜻이다.

과체중 · 비만

알맞은 몸무게를 넘었다는 의미로 쓰이는 용어에 여러 가지가 있다. 몸무게가 지나치게 무겁다는 의미의 과체중(過體重), 살이 쪄서 비계가 가득하다는 의미의 비만(肥滿) 등이다. 또 비만의 정도에 따라서 비만, 고도(高度) 비만, 초고도(超高度) 비만으로 나누기도 한다. 때에 따라 알맞은 체중을 조금 벗어난 상태를 과체중, 많이 벗어난 상태를 비만이라고 구분해서 쓰기도 한다.

칼로리

칼로리는 열량의 단위로서, 1기압에서 순수한 물 1g을 14.5℃에서 15.5℃까지 1℃ 올리는 데 필요한 열량을 1칼로리로 정의하고 cal로 표시한다. 영양학에서는 cal의 1,000배, 즉 1kcal를 열량단위로 사용하고 Cal로 표시한다.

칼로리는 몸에 열(체온)을 생산하는 데 필요할 뿐만 아니라 뇌활동, 팔다리 근육활동, 심장근육활동, 내장소화기능 등 신체 모든 활동에 필요하다. 칼로리가 부족하면 건강하게 살아갈 수 없기 때문에 필요한 칼로리만큼 반드시 섭취해야 한다.

식품에는 여러 가지 성분이 들어 있고 어떤 성분은 칼로리를 내는 성분이 있는가 하면 다른 어떤 성분은 칼로리가 없다. 또 칼로리가 있는 성분이라도 각각 낼 수 있는 칼로리의 양이 다르다. 단백질, 탄수화물, 지방은 칼로리가 있고 그 외 성분인 비타민, 미네랄, 섬유질, 항산화성분은 칼로리가 없다. 그리고 1g당 단백질과 탄수화물은 각각 4칼로리, 지방은 9칼로리를 낼 수 있다. 같은 무게지만 몸에서 발휘할 수 있는 칼로리의 양이 다르므로 무게가 아닌 칼로리를 감안한 양이나 비율이 중요하다. 이것을 '칼로리 비율'이라고 부른다. 이 책에서는 편의상 Kcal(킬로칼로리)를 '칼로리'로 표기하기로 한다.

탄수화물

탄수화물은 탄소, 수소, 산소로 이루어진 성분으로 단맛이 나며 혈당의 원료가 된다. 모든 자연상태의 식물성식품에는 탄수화물이 들어 있으며 가공하면 탄수화물의 비율이 높아진다. 식품마다 탄수화물이 차지하는 비율이 다르며 비율이 높은 식품을 탄수화물식품이라고 부르기도 한다. 탄수화물은 사람에게 가장 많이 필요한 성분이며 몸에서 연소되어 물과 이산화탄소가 되어 소변과 호흡으로 배출된다. 탄수화물은 중성지방으로 쉽게 변할 수 있다. 대표적인 탄수화물식품이 곡식(쌀, 보리, 밀, 옥수수 등), 감자, 고구마 등이다

중성지방

지방에는 여러 가지가 있으며 비만과 관련된 것이 중성지방이다. 중성지방은 다른 말로 비계라고 부르기도 한다. 탄소, 수소, 산소로 이루어져 있으며 몸에서 연소되면 물과 이산화탄소로 분해되어 몸 밖으로 배출된다. 중성지방은 칼로리가 농축되어 있어 적은 무게로 많은 칼로리를 낸다.

탄수화물과 중성지방의 관계를 아는 것이 매우 중요하다. 탄수화물을 필요 이상으로 많이 먹으면 남는 것은 중성지방으로 변한다. 음식을 많이 먹으면 비만해지는 이유다. 반대로 탄수화물을 필요 이하로 적게 먹으면 중성지방이 분해되어 모자라는 부분을 대신해준다. 음식을 적게 먹으면 체중이 줄어드는 이유다. 이때 중성지방이 모두 탄수화물로 변하는 것이 아니라 약간의 탄수화물(글리세라이드)과 많은 양의 지방산으로 변한다. 지방산은 탄수화물을 대신해서 쓰여진다.

채식 · 식물식 · 현미식물식 · 자연식물식

채식이란 말은 나물 채(菜)와 밥 식 혹은 먹을 식(食)이란 글자로 구성되어 있다. 그래서 채식이라고 하면 나물(채소)만 먹는 것으로 오해할 수 있다. 사람은 채소만 먹고 살 수 없다. 곡식과 과일을 먹어야 한다. 채식이란 말의 원래의 의미는 식물성식품(곡식 · 채소 · 과일)을 먹는 것을 뜻한다. 담고 있는 내용과 표현이 다르니 오해할 수밖에 없다. 그러므로 이 용어는 다른 말로 수정되어야 한다.

식물식이란 식물성식품만 먹는 것을 의미한다. 곡식·채소·과일만 먹어도 되고 그렇게만 먹어야 한다. 그래서 채식이란 말 대신에 식물식이란 용어를 쓰는 것이 마땅하다. 아직 익숙하지 않지만 그렇게 해야 한다.

현미식물식이란 현미와 채소, 과일만 먹는 것을 말한다. 백미와 채소, 과일을 먹어도 식물식이지만 좋지 않다. 곡식은 백미가 아닌 현미를 먹어야 하기 때문에 현미식물식이라고 구분해서 쓰는 것이 좋다.

자연식물식(Whole-Food Plant-Based Diet)이란 동물성 식품을 먹지 않는 채식이라는 개념과 조금 다르다. 이것은 고기, 계란, 생선, 우유, 각종 식물성 기름 등을 먹지 않고 자연그대로의 식물만 먹는 채식이라고 생각하면 된다. 살아있는 과일과 채소를 주로 먹고, 통곡물(현미, 감자, 고구마 등)을 추가하는 방식이다. 공장의 제조과정을 거치지 않고 땅에서 막 가져온 것을 그대로 먹는 인류 원형의 식사법이다.

Whole-Food Plant-Based Diet

1장 | 비만은 왜 질병인가?   30

• 비만은 엄연한 질병이다 • 부분비만과 전신비만, 2가지가 있다 • 비만은 만병의 뿌리다 • 비만이 만드는 5가지 중요한 질병들 • 비만치료가 암치료보다 어렵다 • 비만과 관련된 경고의 말들 • 비만은 우울증을 만든다 • 나이와 상관없이 비만지고 있다 • 비만치료는 평생의 숙제다 • 비만은 가족병이다 • 입의 노예가 된 사람들이 많다 • 무거운 짐을 지고 사는 사람들 • 비만을 조장하는 사회가 문제다 • 한국에서 비만은 직업병이다 • 비만은 세계적인 '전염병'이다 • 세계는 지금 비만과 전쟁 중이다 • 우리나라도 비만은 국가적 과제다 • 전문가들은 뒤치다꺼리에 바쁘다 • 시중의 체중 계산법은 2가지다 • 그러나 위의 계산법은 수정되어야 한다 • 자신에게 알맞은 체중을 꼭 기억해야 한다 • 초과된 체중을 체험하는 방법이 있다

| 자연식물식 사례 1 |

은 3가지 경로를 통해서 소비된다 • 기본소비는 나이에 따라 변한다 • 기본소비에 이상이 생기는 질병도 있다 • 군살은 빼는 것이 아니라 빠지는 것이다 • 먹는 양이 아니라 식품 종류로 승부하라 • 소식(小食)이 아닌 소식(素食)을 해야 한다 • 먹는 칼로리를 줄이려면? • 부피는 크고 칼로리는 적은 것은 무엇일까? • 섬유질이 많이 들어 있는 식품이란? • 섬유질과 수분이 많은 식품은?

| 자연식물식 사례 2 |

4장 | 자연식물식은 어떻게 살을 빼나? 90

• 자연상태의 식물성식품이 정답이다 • 현미식물식이란 무엇인가? • 현미를 먹으면 체중은 줄고 체력은 향상된다 • 맛있는 자연식물식을 하려면? • 식물성식품을 가공하면 섬유질이 달라진다 • 생식이 가장 좋다 • 체중은 곡식의 양에 따라 변한다 • 현미가 백미보다 더 맛있다? • 사람이 먹어야 하는 식품군은 3가지다 • 비곗살은 몸 안에 저장되어 있는 곡식이다 • 밥은 얼마나 먹어야 할까? • 살을 빼려면 탄수화물을 줄여야 된다? • 콩과 견과류는 고칼로리 식품이다 • 동물성식품을 먹고는 군살을 못 뺀다 • 채소와 과일을 안 먹으면 몸이 상한다 • 채소와 과일은 어떤 경우에도 적당량 먹어야 한다 • 채소와

들과 어울리면서 군살을 빼는 방법은? • 스트레스가 비만의 원인일까? • 다이어트에 헌혈이 좋을까? • 지방흡입술은 어떨까? • 위절제술은 어떨까? • 효도와 자식사랑을 음식으로 하지 말자 • 임신 중, 또는 산후조리 기간의 비만은 어떻게 해야 하나? • 담배를 끊으면 체중이 늘어난다? • 허리 진동벨트로 뱃살이 빠질까? • 스테로이드제는 살을 찌게 한다 • 비곗살도 빠지고 근육도 빠진다면?

| 자연식물식 사례 5 |

• 소아청소년비만 어떻게 할 것인가? • 성장촉진의 시대가 문제다 • 소아청소년비만은 국가적인 문제다 • 성장이 촉진되면 많은 문제가 생긴다 • 성조숙증은 각종 위험에 노출된다 • 세 살 버릇 여든까지 간다 • 키에 목숨 거는 세상이 문제다 • 사람다움은 큰 키에 있지 않다 • 비만은 대물림된다 • 아이의 어머니가 가장 중요한 역할을 한다 • 성장기에 체중을 줄이면 안 된다? • 어려서 찐 살은 모두 키로 갈까? • 학교급식은 큰 걸림돌이다 • 아이를 살찌게 하는 범인은 어른이다 • 소아청소년비만은 성격에도 영향을 미친다 • 동물성식품이 키를 크게 하는 것은 맞지만… • 그러나 동물성식품은 많은 질병을 만든다 • 키를 키우려고 우유를 먹이면 아토피가 생긴다 • 콩과 견과류도 주의해야 한다 • 과도한 단백질은 질소비료를 먹는 것과 같다 • 쌀 대신 감자와 고구마를 먹으면 성장에 문제가 생긴다 • 채소와 과일을 많이 먹으면 키가 잘 자라지 않는다 • 음식을 제외하고 키에 영향을 미치는 3가지 • 키를 못 크게 하는 질병 3가지 • 아이들의 생활을 바꿔야 한다 • 아이들에게 살찌지 않는 간식을 먹이자

| 자연식물식 사례 7 |

1장

비만은
왜
질병인가?

• 비만은 엄연한 질병이다 • 부분비만과 전신비만, 2가지가 있다 • 비만은 만병의 뿌리다 • 비만이 만드는 5가지 중요한 질병들 • 비만치료가 암 치료보다 어렵다 • 비만과 관련된 경고의 말들 • 비만은 우울증을 만든다 • 나이와 상관없이 비만해지고 있다 • 비만치료는 평생의 숙제다 • 비만은 가족병이다 • 입의 노예가 된 사람들이 많다 • 무거운 짐을 지고 사는 사람들 • 비만을 조장하는 사회가 문제다 • 한국에서 비만은 직업병이다 • 비만은 세계적인 '전염병'이다 • 세계는 지금 비만과 전쟁 중이다 • 우리나라도 비만은 국가적 과제다 • 전문가들은 뒤치다꺼리에 바쁘다 • 시중의 체중 계산법은 2가지다 • 그러나 위의 계산법은 수정되어야 한다 • 자신에게 알맞은 체중을 꼭 기억해야 한다 • 초과된 체중을 체험하는 방법이 있다

| 자연식물식 사례 1|

• • •

비만은 많은 질병을 일으키는 뿌리이자 씨앗이다. 비만의 뿌리를 캐내어버리지 않으면 많은 질병들이 자

라는 것을 막을 수 없다. 비만은 몸 전체에 군살을 만들므로 머리부터 발끝까지 수많은 질병을 낳는다.

비만은 엄연한 질병이다

비만은 외모의 문제가 아니라 그 자체가 질병이다. 질병분류코드(E66.9)에도 올라 있는 엄연한 독립된 질병이다. 질병이므로 당연히 증상을 갖고 있다. 움직이면 숨이 차고, 걸으면 무릎이 아프고 발바닥이 화끈거린다. 조금만 활동해도 피곤하고 땀이 많이 난다.

부분비만과 전신비만, 2가지가 있다

몸에 군살이 있는 부위는 사람마다 다를 수 있다. 어떤 사람들은 몸의 일부분에 군살이 있고 또 다른 어떤 사람들은 몸 전체에 골고루 군살이 있다. 복부 비만, 엉덩이와 허벅지 비만 등 부분비만이라고 해도 몸 다른 곳에도 군살이 있는 경우가 대부분이다. 군살이 생기는 위치는 달라도 몸에 해가 되는 것은 별 차이가 없다.

비만은 만병의 뿌리다

수많은 질병들이 비만 뒤에 따라온다. 비만은 많은 질병을 일으키는 뿌리이자 씨앗이다. 비만의 뿌리를 캐내어버리지 않으면 많은 질병들이 자라는 것을 막을 수 없다. 비만은 몸 전체에 군살을 만들므로 머리부터 발끝까지 수많은 질병을 낳는다. 뿌리를 제거하지 않고 가지만 잘라내면 곧 다시 자란다. 가지 끝에 매달린 질병에 관심을 가질 것이 아니라 뿌리 질병을 없애려고 노력해야 한다.

비만이 만드는 5가지 중요한 질병들

비만은 수없이 많은 치명적인 합병증의 시작이다. 당뇨병, 고혈압, 암, 과지혈증, 뇌혈관병, 심장혈관병, 치매, 파킨슨병, 만성콩팥병, 망막질환, 지방간, 골관절염, 척추질환, 통풍, 역류성 식도염, 하지정맥류, 불임, 발기장애, 코골이, 수면무호흡증, 요로결

석, 요실금, 조산, 평발, 성조숙증, 남성의 여성형 유방 등, 비만과 무관한 질병이 없다고 말해도 틀리지 않을 정도다. 한국인 3대 사망원인인 암, 심장혈관병, 뇌혈관병은 모두 비만과 관계있는 질병이다.

비만으로부터 생기는 질병들 중에서 중요한 것 몇 가지를 간략하게 살펴보려고 한다. 왜냐하면 대단히 많은 사람들이 이 질병으로 고생하다가 일찍 생을 마감하기 때문이다.

(1) 당뇨병

당뇨병의 가장 흔한 원인은 비만이다. 비만은 몸에 군살, 즉 비계가 많은 상태이고 이것의 성분은 중성지방이다. 몸에 중성지방이 많으면 혈당이 상승하여 당뇨병이 발생한다. 당뇨병 환자가 매우 빠른 속도로 늘어나고 있어 당뇨대란을 우려하고 있는 실정이다. 당뇨병은 치명적인 합병증을 일으키는 매우 무서운 질병이다. 뇌혈관병, 심장혈관병, 눈혈관병, 콩팥혈관병, 발혈관병 등이 당뇨병으로부터 발생한다. 당뇨병은 암보다 무섭다는 말이 있을 정도로 중한 병인데 이 병이 비만으로부터 시작된다.

(2) 고혈압

고혈압은 비만한 사람에게 잘 생기고 적당하게 야윈 사람에게는 잘 생기지 않는 질병이다. 비만하면 혈액에 중성지방이 많아지고 이로 인해 동맥에 기름때가 끼어 동맥이 좁아진다. 동맥이 좁아지면 혈액공급량이 줄어들게 되고 이것을 해결하기 위해서 혈압이 상승한다. 혈압이 상승하면 혈액공급량이 많아지기 때문이다. 고혈압은 대단히 무서운 질병이다. 뇌혈관병, 심장혈관병, 눈혈관병, 콩팥혈관병 등 치명적인 질병들과 동반되기 때문이다.

(3) 암

비만은 모든 암의 위험인자다. 암은 빨리 자라는 특성을 갖고 있어서 영양분을 많이 소비한다. 암이 있으면 체중이 갑자기 줄어든다는 사실이 이를 뒷받침해주고 있다. 따라서 음식을 많이 먹으면 암의 먹이가 많아져서 암이 발생하고 잘 자란다. 음식을 많이 먹으면 비만이 되므로 비만은 암의 중요한 위험인자다. 암은 오랫동안 한국인의 사망원인의 첫 번째를 차지하고 있다.

(4) 심장혈관병

협심증, 심근경색 등을 심장혈관병이라고 부른다. 심장의 동맥이 좁아져서 혈액공급이 부족할 때를 협심증, 동맥이 완전히 막혀서 혈액공급이 안 되는 상태를 심근경색이라고 분류한다.

심장은 전신에 혈액을 공급하는 펌프다. 혈액공급이 안 되면 5분 이내에 사망에 이른다. 심근경색으로 사망하는 사람이 전체 사망자 중에서 두 번째로 많다. 비만하면 혈액 중에 중성지방이 많아져서 동맥이 좁아지다가 나중에 완전히 막혀서 심근경색이 된다.

(5) 뇌혈관병

뇌동맥이 막히거나 터져서 뇌신경에 혈액공급이 안 되는 병이 뇌혈관병인데 흔히 뇌졸중, 혹은 중풍이라고 부르고 있다. 심장혈관병과 마찬가지 이유로 비만하면 뇌동맥이 좁아지다가 막히거나 터져서 뇌혈관병이 된다. 뇌혈관병은 한국인의 세 번째로 많은 사망원인이다.

이상에서 살펴본 것처럼 비만은 암, 고혈압과 당뇨병처럼 매우 흔한 병의 원인이 되고 사망원인 1, 2, 3위를 차지하는 병의 원인이 된다. 비만은 결코 가볍게 볼 병이 아님을 꼭 기억해야 한다.

비만치료가 암치료보다 어렵다

사람들이 가장 무서워하는 질병이 암이다. 요즘은 사정이 달라졌지만 얼마 전까지만 해도 암으로 진단받으면 죽음을 연상케 하는 '암 선고'라는 표현을 쓰기도 했다. 그러나 암은 '치료가 되는 질병'이라고 해도 될 만큼 완치율이 높아졌다. 한국에서 모든 암의 평균 완치율은 70%에 이른다. 치료 과정에서 힘들기는 하나 완전히 나을 수 있다는 희망을 가져볼 수 있다. 사망할 가능성이 거의 없는 초기 암 환자까지 모두 포함한 완치율이기 때문에 해석할 때 이 점을 고려해야 한다. 또 치료 후 5년이 지나서 재발하는 경우도 있다. 그래도 전에 비해서는 완치율이 꾸준히 상승하고 있다.

반면에 비만의 완치율은 3% 정도에 그치고 있다. 바람직한 수치로 체중을 줄여서 5년간 유지하면 비만이 치료되었다고 볼 수 있는데 그렇게 되는 비율이 3%에 불과하다는 말이다. 이렇듯 비만에서 벗어나는 것은 대단히 어렵다.

비만과 관련된 경고의 말들

비만은 무서운 병이라는 사실을 실감하는 사람은 별로 없다. 당장 자신에게 아무런 문제가 생기지 않고 주위에 비만하면서 멀쩡하게 살아가는 사람들이 너무나 많기 때문이다. 그래서 경각심을 가지게끔 자극적인 말들이 생겨났다. 그중 몇 가지를 옮겨보면 다음과 같다.

'비만은 만병의 뿌리다'

'뱃살은 배에 품고 있는 폭탄이다'

'비만은 공공의 적이다'

'허리둘레가 늘어나는 만큼 수명은 줄어든다'

이런 말들이 의미하는 것처럼 비만은 결코 만만하게 볼 '보기 싫음'이 아님을 꼭 기억해야 한다.

비만은 우울증을 만든다

비만은 겉으로 드러나는 증상이기 때문에 남들이 금방 알아볼 수 있다. 그래서 비만하면 남들과 어울리는 것을 피하게 되고 관계가 멀어진다. 외톨이가 될 수 있고 사회성이 떨어지고 우울해질 수 있다.

또한 비만하면 쉽게 피곤해진다. 만사가 귀찮아져 집중력이 떨어지고 성취감을 느끼지 못해서 열등의식을 갖게 된다. 이와 같이 비만은 육체의 문제뿐만 아니라 정신(마음)에도 영향을 미친다.

나이와 상관없이 비만해지고 있다

중년과 장년은 말할 것도 없고 아이들과 젊은 사람들도 뚱뚱해지고 있다. 이제 비만은 중 · 장년의 질병이 아니라 전 연령의 질병이다. 젊어서 비만이 시작되면 평생을 그런 상태로 살아갈 가능성이 높다. 그만큼 질병에 시달릴 기간이 길어지고 삶의 질이 떨어진다. 나이를 가리지 않는 비만은 나이를 가리지 않고 질병을 불러온다. 이런 현상은 한국뿐만 아니라 전 세계적인 흐름이다.

비만치료는 평생의 숙제다

비만에서 벗어나기 위한 시도를 수없이 해보지만 매번 실패한다. 남이 좋다는 것을 따라 해보지만 빠져나갔던 군살은 바로 되돌아온다. 적지 않은 비용을 들이며 애써보지만 남는 것은 없다. 비만이라는 산은 정복할 수 없는 것으로 보인다. 군살을 빼는 것이 평생의 소원이지만 이루지 못하고 생을 마감하는 사람들이 매우 많다. 그러나 할 수 없는 것이 아니라 하지 않는 것이다. 원리에 맞게 노력하면 어렵지 않게 해결할 수 있다.

비만은 가족병이다

가족은 같은 음식을 먹는다. 가족 구성원 중 어느 한 사람을 비만케 하는 음식이라면 가족 다른 사람도 그렇게 만든다. 그래서 부부가 모두 비만인 경우나 부모와 자녀가 같이 비만인 경우가 대부분이다. 그래서 비만은 가족 전체를 치료해야 해결이 되는 문제다. 특히 주부의 식습관이 바뀌지 않으면 가족 전체의 식습관을 고치기는 무척 힘들다.

입의 노예가 된 사람들이 많다

입이 시키는 대로, 입에 당기는 대로 먹는 사람들이 많다. 자신이 입을 마음대로 하지 못하고, 입이 자신을 마음대로 부리게 놓아둔다. 통제되지 않은 입은 몸을 해롭게 하는 음식을 달라고 요구한다. 이런 입을 다스리지 않으면 고생을 피해가기 힘들다.

무거운 짐을 지고 사는 사람들

적당한 체중을 넘는 만큼 짐을 지고 사는 사람들이 많다. 짐은 가벼울수록 좋다. 무거운 짐을 지고 앉아 있거나 걷거나 일을 하면 몸이 많이 상하고 삶의 질이 크게 떨어진다. 한순간에 체중이 그만큼 는다면 견딜 수 있는 사람이 없을 것이다. 서서히 체중이 늘어나기 때문에 무거워지는 것을 실감하지 못해서 심각성을 알지 못한다. 그러나 짐의 무게에 비례해서 삶은 고달파진다. 군살을 다 뺐을 때의 기쁨을 경험해보지 못했기 때문에 현재의 고생을 대수롭잖게 생각한다. 짐을 내려놓으면 삶이 달라지고 운명이 달라진다.

비만을 조장하는 사회가 문제다

요즘은 TV, 인터넷, 그 밖의 다른 매체를 통하여 대대적으로 식품을 선전하면서 과식을 조장하고 있다. 요리 프로그램이 없는 방송이 없다고 해도 될 정도로 먹는 것이 큰 관심사다. 모두 맛있는 식품들임을 알리는 프로그램이고 맛있게 만드는 방법을 가르쳐주는 내용들이다. 선전하는 식품들 대부분은 동물성식품이거나 가공한 식물성식품으로 해로운 것들이다. 요리 재료도 마찬가지로 동물성 재료이거나 가공한 식물성 재료들이 많다. 요리 과정에 맛있게 하는 첨가물들을 듬뿍 넣는다. 이런 광고나 프로그램을 보거나 듣는 많은 사람들이 그런 것들을 먹으면서 비만해지고 있다.

한국에서 비만은 직업병이다

한국은 집단적, 획일적 사회다. 개인의 생각보다 전체가 같은 생각과 행동을 해야 하는 것을 당연한 것으로 여긴다. 그래서 먹는 것도 같아야 한다고 생각한다. 직장에서 함께 점심을 먹고 저녁에는 단체로 회식을 한다. 이때 먹는 음식은 대부분 살찌게 하는 음식들이다. 그러니 함께 비만해질 수밖에 없다. 만약 자신의 몸을 생각해서 남들과 다른 음식을 먹으려고 하면 눈치를 봐야 하고 이상한 사람 취급을 받고, 따돌림당하기도 한다. 이런 것을 피하기 위해서 남들과 같은 음식을 먹는다. 그래서 한국 직장인의 비만은 직업병이라고 할 수 있다.

비만은 세계적인 '전염병'이다

비만이 전염병처럼 번지고 있다. 좀 살기 괜찮은 나라에는 어김없이 비만이 사람들을 괴롭히고 있다. 전 세계 인구 75억 명 (2017년 6월) 중에서 약 13억 명이 적정체중을 넘어섰다. 이러다가 지구가 무게를 감당하지 못해 궤도를 이탈하는 게 아닌가 하는 괜한 걱정이 되기도 한다. 이런 현상은 식량이 부족한 지역을 빼고는 동서양을 가리지 않고 나타나는 현상이다. 이 전염병에는 백신도 없어 예방할 수도 없고 치료약도 없다. 닥칠 것을 알지만 손쓸 수가 없다.

세계는 지금 비만과 전쟁 중이다

비만은 개인의 문제일 뿐만 아니라 국가의 문제다. 비만으로 많은 질병이 생기고 삶의 질이 떨어지면 국가의 경쟁력도 뒤처진다. 그뿐만 아니라 많은 치료비가 들게 된다. 특별한 조치를 취하지 않으면 모든 국민이 병자가 될 수 있다는 위기감을 가질 수밖에 없는 상황이다. 그래서 많은 국가에서 비만을 두고 고심하고 있다. 비만을 그대로 두고 보지 않겠다며 전쟁을 선포하기까지 했다.

어떤 나라는 비만을 잡기 위해서 세금이라는 칼을 뽑아 들기도 한다. 돈의 위력으로 비만을 잡자는 생각이다. 비만세, 설탕

세, 지방세 등의 이름으로 비만을 유발할 수 있는 식품에 세금을 붙이고 가격을 높여서 소비를 줄이려고 애쓰고 있다. 비만으로 죽지 않기 위해서는 목숨 걸고 싸우는 수밖에 없다.

안타까운 것은 많은 나라가 전쟁을 선포했으나 아직까지 이긴 나라가 없다. 앞으로도 같을 것이다. 지피지기(知彼知己)면 백전불태(百戰不殆)라고 했다. 적을 알고 나를 알면 백 번 싸워도 위태롭지 않다. 이길 수 없는 것은 적을 제대로 알지 못하기 때문이다. 비만의 실체를 알지 못하면 싸움에서 반드시 지게 된다.

우리나라도 비만은 국가적 과제다

한국은 비만을 만드는 식문화가 보편화된 나라다. 개인이 나서서 해결하기가 불가능하다. 다수가 상식이고 정의인 사회에서 소수의 사람들이 어떻게 할 수가 없다. 국가가 나서서 해결하지 않으면 안 된다. 이미 서양에서는 국가가 개입하여 국민들의 식문화를 바꾸려는 시도를 하고 있다. 선진국에서는 채식(자연식물식)을 하는 사람들이 편하게 음식을 먹을 수 있게 법을 바꾸고 있고, 건강한 식문화를 보급하기 위해서 노력하고 있다.

국민들의 건강은 국가경쟁력이다. 국민들이 건강하지 못하면 생산성이 떨어지고 아픈 사람이 늘어나면 발전에 장애가 된다. 국가가 앞장서서 해결해야 한다.

전문가들은 뒤치다꺼리에 바쁘다

미리 막아야 할 비만을 그대로 두면 병으로 이어지는 것은 불을 보듯 확실하다. 그러나 대부분의 사람들은 무관심하다. 코앞에 닥치지 않았으니 별문제가 없는 것으로 판단하여 느긋하다. 이런 상태는 일반인들은 말할 것도 없고 이른바 전문가들도 마찬가지다. 전문가는 앞을 내다보는 사람들 아닌가? 곧 닥칠 재앙을 보기만 하고 적극적으로 손을 쓰지 않고 있다. 아무 노력도 하지 않는다는 말이 아니라 심각한 만큼 힘써 애쓰지 않는다는 말이다. 그리고 일이 벌어지고 난 후에 뒤치다꺼리를 하느라 정신이 없다. 병이 생기고 난 후에 치료하는 데 골몰하고 있다.

시중의 체중 계산법은 2가지다

알맞은 몸무게는 키를 기준으로 판단한다. 키가 크면 몸무게가 더 나가야 정상이고 반대로 키가 작으면 몸무게가 덜 나가야 정상이다. 현재 주로 쓰이고 있는 계산법은 다음의 두 가지다

(1) 표준체중 계산법(브로카 수정 지수)

표준체중 = (키-100) × 0.9 (키는 cm)

(2) 체질량지수 계산법

체중 = 키^2 × 22 (키는 m)

이 둘 중 어느 것을 사용해도 괜찮고 수치도 비슷하다. 알맞은 체중 계산법은 키가 너무 작을 때는 쓸 수 없고 키가 어느 정도 자란 4살경부터 적용할 수 있다.

그러나 위의 계산법은 수정되어야 한다

위의 체중 계산법 (1)과 (2)는 수정되어야 한다. 이 2가지 계산법에 맞추면 몸은 약간의 군살이 있는 상태이고 그것은 좋지 않다. 이 값보다 조금 더 적은 것이 더 좋다. 운동력이 나아지고 질병이 적어지고 삶의 질이 더 향상된다. 겉으로 보기에는 많이 야윈 것으로 보이나 속은 더 건강하다. 표준체중은 (키-100) × 0.8, 체질량지수는 키^2 × 20으로 수정되어야 한다.

자신에게 알맞은 체중을 꼭 기억해야 한다

알맞은 체중을 모르면 비만을 해결할 수 없다. 목적지를 모르면 어디로 가야 할지 알지 못하는 것과 같다. 체중을 줄여야 하는 것을 오히려 살을 찌워야 한다고 잘못 알고 있으면 문제를 해결할 수 없다. 물론 가장 좋은 체중수치를 알고 있어야 한다. 그저 '정상에 가까운' 수치를 좋은 수치로 알고 있으면 최선을 다해도 그 정도밖에 좋아지지 않는다. 자신에게 알맞은 체중을 외우고 있어야 한다.

　체중이 얼마나 초과되었는지는 수치만으로는 실감하기 어렵다. 머리로 느끼는 수치는 몸으로 느끼는 수치와 크게 다르다. 그래서 초과한 만큼의 무게를 몸에 얹어서 체험해보아야 한다. 적정체중에서 벗어난 만큼의 무게에 해당하는 물건을 배낭에 넣어서 지고 일어나보기도 하고 걸어보는 것이다. 생각보다 훨씬 더 무겁다는 것을 알게 된다. 물병을 이용하면 무게 측정이 쉽다. 물이 담긴 큰 생수병 한 개는 2kg, 작은 생수병은 500g이다. 초과한 무게만큼 물병으로 환산해서 물병 수를 정하면 된다. 반드시 몸으로 느껴보아야 한다. 생각과는 많이 다른 것을 직접 느껴보기 바란다.

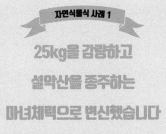

25kg을 감량하고 설악산을 종주하는 마녀체력으로 변신했습니다

73kg→48kg, 25kg 감량 (최승희, 62세, 광주)

몇 년 전 우연히 TV를 틀었는데 MBN의 '엄지의 제왕'에서 황성수 박사님이 출연해서 강의하시는 모습을 보고 정신이 번쩍 들었습니다.

저는 그 당시 비만과 당뇨병과 고혈압으로 침대와 화장실만 왕복할 정도였으니 시체나 다름없었습니다. 몸무게는 158cm에 73kg일 정도로 고도비만이었습니다. 또한 저는 너무도 많은 질병에 시달리고 있었으므로 제가 어떤 상태였는지 지금은 기억하기에도 힘들 정도였습니다. 인슐린도 맞으면서 당뇨병 약도 먹고 있었습니다. 저혈당 때문에 한 달에 한 번, 보름 정도는 병원에 입원해 있어야만 했습니다. 거기에다 갑상선암 수술의 후유증으로 머리부터 발끝까지 안 아픈 곳이 없었습니다. 발이 뜨겁고 열이 나서 잠을 잘 수 없어서 얼음주머니를 수건에 싸서 발에 대고 있어야 잠을 잘 수 있을 정도였습니다. 미장원에서 파마를 해주지 않을 정도로 원형탈모가 와서 모자를 쓰거나 핀으로 어렵게 커버를 해야만 했습니다. 얼마나 아픈지 30초 이상 두 발을 딛고 서 있을 수가 없었습니다.

제가 가지고 있던 병명만 해도 10가지가 넘었습니다. 당뇨병, 고혈압, 녹내장, 백내장, 치주염, 역류성식도염, 치질, 피부가려움증, 골반통증, 허리디스크, 갑상선암… 그러나 지금은 모든 질병이 사라졌습니다. 주위에서 제게 살이 너무 빠졌다고 염려하는 사람도 있습니다. 그러나 저는 흔들리지 않고 자연식물식(현미식물식)을 실천하고 있습니다.

앞에서 말씀드린 '엄지의 제왕'을 보던 중 저는 남편에게 인터넷을 검색하게 했습니다. 그 후에 힐링스쿨에 등록했고 현미식물식을 실천하기 시작했습니다. 그 이후 지금까지 총 4회에 걸쳐 힐링스쿨에 참여했으니 종교로 치면 광신도인 셈입니다. 73kg의 비만환자가 지금은 48kg의 날씬한 몸무게를 유지하고 있습니다. 옛날에 다이어트 장사치에 속아서 다이어트 식품 3개월 치, 수백만 원어치를 사서 먹고 3kg을 뺀 적이 있었는데 어김없이 요요현상이 와서 헛수고가 되었던 기억도 있습니다. 그러나 저는 5년 넘게 요요현상 없이 똑같은 몸무게 48kg을 꾸준히 유지하고 있습니다. 당연히 모든 질병들은 몸에서 떨어져나갔고 고혈압약 등 일체의 약도 먹지 않고 있습니다.

황성수 박사님을 만나기 전까지 저는 고기 없이는 밥을 먹지 못하는 고기 마니아였습니다. 고기를 먹을 때도 채소에 싸서 먹지 않고 고기만 먹을 정도였고 계란은 끊이지 않고 먹어댔었습니다. 나의 이런 식습관의 영향인지 아들(42세, 목사)은 100kg을 넘었습니다. 나와 같이 힐링스쿨에 가서 13일 만에 10kg을 뺐었지만, 매일 심방(신도 가정방문)에 가서 대접해주는 음식을 먹지 않을 수 없어 다시 몸무게가 불어나 안타깝습니다. 요즈음엔 다시 결심해서 도시락을 싸 가지고 다니기 시작했는데 하루빨리 나처럼 날씬한 몸으로 다시 태어나길 바랍니다.

제 몸의 변화 중에 더욱 놀라운 것은 키가 자랐다는 사실입니다. 158cm에서 160cm로 키가 커졌습니다. 자연식물식을 하고 살이 빠지면서 키가 자랐다는 유튜브 영상들을 여러 번 본 적이 있었는데, 제게도 그런 꿈같은 일이 생긴 것입니다. 아마도 살이 빠지면서 뼈들이 제 위치로 자리를 잡았고, 허리를 곧게 세우는 등의 꼿꼿한 자세를 실천해서 일어난 변화라고 미루어 짐작할 뿐입니다.

또 한 가지 놀라운 것은 제가 마녀체력으로 변신했다는 사실입니다. 앞에서 말한 것처럼 제가 가지고 있던 병명만 해도 10가지가 넘었습니다. 저는 2~30대부터 산을 좋아했었는데, 체중이 늘고 몸이 아프고부터는 상상도 할 수 없었던 그 산행을 다시 하게 된 것입니다. 저는 한라산을 혼자 완주할 수 있었습니다. 가족들은 모두 놀라서 기절초풍할 정도가 되었습니다. 얼마 전에는 설악산을 혼자서 완주했습니다. 환갑의 나이에 양양 오색에서 대청봉을 넘어 속초 쪽으로 넘어가는 대장정(?)을 홀로 완주해내서 주위 사람들을 아연실색하게 만들었습니다.

저는 지금도 꿋꿋하게 자연식물식(현미식물식)을 실천하고 있습니다. 과도한 지방과 단백질이 질병과 비만을 가져온다는 진리를 깨우쳐준 황성수 박사님과 힐링스쿨에 깊은 감사를 드립니다.

2장

왜
야윈 것이
정상인가?

• 적당히 야윈 것이 정상이다 • 야윈 것을 잘못된 것으로 오해한다 • 환자
처럼 보이는 건강한 사람, 건강하게 보이는 환자 • 겉보기보다 속이 중요
하다 • 김연아, 황영조, 손연재 선수 모두 적당하게 야윈 몸매를 갖고 있
다 • 건강한 미인들은 모두 야위었다 • 약간 군살이 있는 것을 좋게 보는
세상에 살고 있다 • 한국은 군살을 동경하기도 한다

• • •

바르셀로나 올림픽에서 마라톤 우승을 차지한 황영조 선수, 피겨스케이팅의 여왕이 된 김연아 선수, 리듬

체조계의 요정 손연재 선수 등은 모두 적당하게 야위었을 때 세계 정상에 섰거나 정상 가까이에 섰다.

적당히 야윈 것이 정상이다

알맞은 체중이 되면 야위어 보인다. 대부분의 사람들은 조
금, 혹은 상당히 많은 군살이 있다. 이들의 눈에는 적당하게 야윈
것이 이상하게 보인다. 진짜 정상인 사람들이 비정상 취급을 받
는다. '정상이다' 혹은 '비정상이다'라고 판단하는 근거는 겉보기
가 아니다. 병이 있는지 없는지, 삶의 질이 어떤지, 얼마나 건강하
게 오래 사는지 등이 기준이 되어야 한다. 적당하게 야위면 병이
적고 삶의 질이 높고 건강하게 오래 산다.

적당하게 야윈 것이 좋다는 근거는 다음의 사실에서도 찾

아볼 수 있다. 청소년들은 매우 활발하게 움직이고 쉽게 지치지 않는데 이들의 몸은 대부분 적당하게 야윈 상태다. 결혼 전 여성들은 대부분 날씬하다. 비만해진 중년이나 장년들에게 처녀 총각 때의 몸무게로 되돌아가기를 권하면 '그렇게 되면 힘이 없어진다'고 아예 시도조차 하지 않는다. 젊었을 때가 현재보다 더 야위었지만 힘이 더 좋았다는 사실을 애써 외면한다.

사람이 어느 정도로 야윈 것이 가장 좋은지는 사람마다 다르다. 그러나 일반적인 생각보다는 더 야윈 것이 낫다.

야윈 것을 잘못된 것으로 오해한다

현대사회는 다수가 정상이고, 상식이고, 정의가 되는 세상이다. 그래서 다수의 비정상인 사람들이 소수의 정상인 사람을 무시하거나 조롱하기도 하고 심지어는 비난하기도 한다. 그들이 건강하게 야윈 사람들을 향해 하는 말들을 나열해 보면 다음과 같다. 쓰러질지 모른다. 아파 보인다. 늙어 보인다. 불쌍해 보인다. 힘을 못 쓸 것 같다. 기운이 없을 것 같다. 뼈밖에 남지 않았다. 바람 불면 넘어질 것 같다. 못 걸어 다닌다. 몰골이 말이 아니다… 이런 말들로 정상인 사람을 힘들게 한다. 적당히 야윈 것이 좋다는 확신이 없는 사람은 다시 살을 찌운다.

환자처럼 보이는 건강한 사람, 건강하게 보이는 환자

건강은 겉만 보고 판단할 수 없다. 속에 병이 있으면 겉으로 드러나는 수도 있으나 그렇지 않은 경우도 많다. 알맞게 야윈 상태가 건강한데 이것을 건강하지 않은 것으로 오해하는 사람들이 많다. 그래서 사람들의 '눈 평가'에 마음이 흔들려 적당하게 야위지 않으려고 애쓴다. 남들이 자꾸 입방아를 찧으니까 그 소리가 듣기 싫어서 적당하게 살을 찌우려고 한다. 일반적으로 알맞게 야윈 사람은 속에 병이 없고 살이 오른 사람은 속에 병이 있는 경우가 많다.

겉보기보다 속이 중요하다

건강하게 보이지만 속에 병을 갖고 있는 사람들이 많이 있고, 반대로 아픈 사람처럼 보이나 속이 건강한 사람들이 있다. 약간 군살이 있어 보기 좋으면 건강하다고 오해하고, 적당하게 야위면 속에 병이 있다고 잘못 알기 때문이다. '건강하던 사람이 갑자기 죽었다'는 말을 더러 듣는다. 건강한 사람은 갑자기 죽지 않는다. 갑자기 죽었다는 것은 그럴 상태가 되었다는 말인데 겉으로 드러나지 않으니까 사람들이 모르고 있었다는 의미다. 겉을 볼 것이 아니라 속을 살필 수 있어야 한다. 적당하게 야위면 속이 건강해지고, 보기 좋은 몸매가 되기 시작하면 속에 병이 생길 가능성이 커진다.

김연아, 황영조, 손연재 선수 모두 적당하게 야윈 몸매를 갖고 있다

스포츠에 관심을 가지고 있는 한국인이면 누구나 기억하고 있는 이름들이 있다. 바르셀로나 올림픽에서 마라톤 우승을 차지한 황영조 선수, 피겨스케이팅의 여왕이 된 김연아 선수, 리듬체조계의 요정 손연재 선수 등은 모두 적당하게 야위었을 때 세계 정상에 섰거나 정상 가까이에 섰다.

황영조 선수는 키 168cm, 몸무게 57kg일 때 세계에서 가장 잘 달리는 몸이 되었다. (키-100) × 0.9에 해당하는 61.2kg보다는 4.2kg 적고, (키-100) × 0.8에 해당하는 54.4kg보다는 2.6kg 많았다. 황영조 선수는 일반인들보다는 틀림없이 근육이 더 많았을 것이라고 짐작할 수 있다. 따라서 보통 사람들은 (키-100) × 0.8에 해당하는 몸무게만 되어도 충분하다.

김연아 선수는 키 164cm 몸무게 47kg으로 세계 정상에 올랐다. (키-100) × 0.9에 해당하는 수치인 57.6kg보다는 10.6kg 적었고, (키-100) × 0.8에 해당하는 수치인 51.2kg 보다도 4.2kg 적었다.

손연재 선수는 키 165cm 몸무게 45kg으로 세계 상위권에 이르렀다. (키-100) × 0.9에 해당하는 수치인 58.5kg보다는

13.5kg 적었고, (키-100) × 0.8에 해당하는 수치인 52kg 보다도 7kg이나 적었다.

적당하게 야위면 힘을 못 쓸 것이라는 편견에서 벗어나야 한다.

건강한 미인들은 모두 야위었다

미인들은 야위었다. 미스코리아들의 체중은 (키-100) × 0.8보다 더 적다. 그렇다고 이 미인들을 저체중이라고 흉보지 않는다. 그런 몸무게를 만들고 싶지만 할 수 없는 자신에게 책임이 있는 것이지 그렇게 야위게 만들면 안 되어서 하지 않는 것은 아니다. 미스코리아는 너무 야위었다는 비판이 있으나 대부분의 사람들은 아름답다고 생각한다.

2014년 미스코리아 진 K씨는 키 173cm에 몸무게가 51.4kg 이었으며 (키-100) × 0.8에 해당하는 58.4kg보다 7kg 적었다. 2015년 미스코리아 진 L씨는 키 172cm에 몸무게 50.8kg으로 건강한 체중 57.6kg보다 6.8kg 적었다.

약간 군살이 있는 것을 좋게 보는 세상에 살고 있다

대부분의 사람들은 알맞은 체중보다 군살이 조금 붙은 몸매를 좋게 평한다. 건강해 보인다거나 풍채가 좋다거나 아름답다고 말한다. 밀로스 섬에서 발견된 대리석 조각 비너스상은 아름다운 조각상이라고 정평이 나 있다. 실제로 사람이 그와 같이 보이는 몸이 되면 군살이 꽤 있는 상태가 된다. 보기 좋은 몸매는 과체중이다. 몸을 보는 눈을 바꾸지 않으면 알맞은 체중을 유지하기 쉽지 않다.

한국은 군살을 동경하기도 한다

'먹고 죽은 귀신이 때깔도 좋다'라는 말이 있다. 겉보기가, 살이 있고 없고보다 더 중요하다는 생각이 배어 있는 말이다. 때깔이 좋아도 병이 들어 죽으면 그 때깔이 무슨 소용이 있는가. 이처럼 한국사회는 먹는 데 집착한다. 이런 사람들이 모여 사는 사회에서 군살 없이 살아가는 것은 쉬운 일이 아니다. 그래서 남들과 똑같이 먹고 같이 비만해지고 있으나 별문제를 느끼지 못한다.

Whole-Food Plant-Based Diet

3장

비곗살,
어떻게
줄일 것인가?

• 몸무게는 3가지로 구성되어 있다 • 인간의 몸은 4가지 성분으로 구성된다 • 살에도 두 종류가 있다 • 비곗살은 왜 늘어날까? • 몸은 정직하다 • 비곗살을 어떻게 줄일 것인가? • 근육을 키우기 위해서는 근육을 먹어야 한다? • 근육살을 키우는 2가지 방법이 있다 • 비만의 원인은 하나뿐이다 • 많이 먹는다는 것은 무슨 뜻일까? • 소비량은 사람마다 다르다 • 적게 먹는데 정말 살이 찔까? • 사람은 배가 불러야 만족한다 • 강한 식욕은 원수가 아니다 • 군살을 빼는 방법은 순리에 맞아야 한다 • 군살을 빼려면 3가지 조건을 갖추어야 한다 • 지방은 3가지 경로를 통해서 소비된다 • 기본소비는 나이에 따라 변한다 • 기본소비에 이상이 생기는 질병도 있다 • 군살은 빼는 것이 아니라 빠지는 것이다 • 먹는 양이 아니라 식품 종류로 승부하라 • 소식(小食)이 아닌 소식(素食)을 해야 한다 • 먹는 칼로리를 줄이려면? • 부피는 크고 칼로리는 적은 것은 무엇일까? • 섬유질이 많이 들어 있는 식품이란? • 섬유질과 수분이 많은 식품은?

| 자연식물식 사례 2 |

• • •

비만한 사람들은 음식을 많이 먹는다. 실제로는 많이 먹고 있으나 적게 먹는다고 착각하고 있다. 그래서

몸이 이상하다고 생각한다. 그러나 이상한 것은 자신의 판단이다.

몸무게는 3가지로 구성되어 있다

몸무게는 골격근, 내장근, 심장근, 비계, 뼈, 혈액, 피부, 머리카락 등 여러 조직과 수분, 대변, 소변 등으로 구성되어 있다. 이 중에서 내장근, 심장근, 뼈, 혈액, 피부, 머리카락, 대변, 소변 등의 무게는 잘 변하지 않는다. 수분의 양은 쉽게 변할 수 있으나 특별한 병이 아니라면 바로 교정이 된다. 그러나 골격근과 비계의 무게는 많이 달라질 수 있어서 체중에 크게 영향을 미친다.

골격근육은 몸을 움직이는 데 필요하다. 너무 적어도 안 되고 너무 많을 필요도 없다. 너무 적으면 힘이 없어서 생활하기 힘들다. 반대로 근육이 너무 많은 경우는 특별한 노력을 해서 근육을 키운 결과다. 근육을 키우고 유지하려면 매일 강도 높은 운동을 해야 한다. 보디빌더들에게나 해당하는 말이지 일반인들은 이렇게 될 수도 없고 될 필요도 없다.

반면에 비계의 양은 크게 변할 수 있다. 수십kg이 생기기도 하고 없어지기도 한다.

몸무게 중에서 큰 부분을 차지하는 3가지의 특성을 아래와 같이 도표로 정리해보았다.

● 3대 체중구성 성분

구분	주성분	증감 수단	증감 속도
비계	지방	음식	빠르다
근육	단백질	운동	느리다
수분	물	소금 · 물	매우 빠르다

비계는 먹는 음식의 양에 따라서 빠르게 많아지기도 하고 빠르게 줄어들기도 한다. 근육의 크기에 영향을 미치는 것은 운

동이다. 근육은 느리게 늘기도 하지만 느리게 줄기도 한다. 그리고 물은 소금 섭취량과 마시는 물의 양에 따라서 매우 빠르게 늘기도 하고 빠르게 줄기도 한다.

인간의 몸은 4가지 성분으로 구성된다

사람의 몸은 크게 4가지 성분으로 이루어져 있다. 건강하고 알맞은 체중을 가진 사람은 수분이 64%, 단백질이 16%, 무기질이 5%, 지방이 15% 비율로 되어 있다. 가장 큰 부분인 수분은 마음대로 양을 조절할 수 없다. 줄어들면 갈증이 생겨 물을 마시게 되어 다시 채운다. 반대로 수분이 너무 많으면 소변으로 배출되어 알맞은 수준으로 줄어든다. 물론 몸에 수분이 빠져나가거나 쌓이는 병이 있을 수 있으나 그런 경우는 보통 사람에게는 일어나지 않는다.

단백질은 몸에 저장이 되지 않는 특성을 갖고 있어서 많아질 수 없다. 간혹 단백질이 몸 밖으로 빠져나가서 모자라는 경우는 있으나 이것은 질병이어서 보통 사람들에게는 생기지 않는다.

무기질은 뼈와 치아에 들어 있는 칼슘, 인, 마그네슘 등과 혈액이나 기타 체액에 들어 있는 나트륨, 염소, 칼륨(포타슘), 철, 유황, 아연, 요오드 등을 일컫는다. 이들 미네랄은 몸이 알아서 일정한 양이 되도록 조절하기 때문에 특별한 병이 없다면 많아지지도 않고 적어지지도 않는다.

지방은 다른 몸 구성성분과 크게 다르다. 크게 늘어나기도 하고 크게 줄기도 한다. 그 폭은 수십kg에서 많게는 몇백kg을 넘기도 한다. 비만은 몸에 수분이나 단백질이나 미네랄이 아니라 지방이 많아져서 생기는 병이다.

살에도 두 종류가 있다

살이라고 부르는 것에는 두 가지 의미가 있다. 근육살과 비곗살이다. 이 둘 중에서 건강을 위협하는 것은 비곗살이다. 현대인들은 근육살은 줄어들고 있고 비곗살은 늘고 있다. 근육살이 줄어들면 근력이 약해지고 비곗살 늘어나면 몸이 무거워진다. 그래서 현대인들은 자신의 몸을 움직이는 것도 기계장치(자전거, 자동차, 엘리베이터, 에스컬레이터, 휠체어 등)에 의존한다. 이 문제를 바로잡기 위해서는 근육살을 키우고 비곗살은 줄여야 한다.

비곗살은 왜 늘어날까?

비곗살이 늘어나고 줄어드는 것은 2가지 요소에 의해서 결정된다. 그것은 칼로리 섭취량과 소비량이다. 칼로리 섭취량이 소비량보다 많으면 비곗살이 증가하고 반대로 소비량이 섭취량보다 많으면 비곗살이 감소한다. 섭취량이란 음식의 양이고 소비량이란 정신활동과 육체활동 등, 몸의 활동량이다.

몸은 정직하다

몸은 거짓말을 하지 않는다. 몸은 은행의 통장과 같다. 돈을 넣는 만큼 잔고가 늘어나고 빼서 쓰는 만큼 잔고가 줄어든다. 먹는 만큼 살이 찌고 쓰는 만큼 살이 빠진다. 안 먹는데 살찌는 경우는 없고, 쓰는데 안 빠지는 경우는 없다. 군살이 생겼다면 자신이 소비한 것보다 많이 먹었다는 의미다.

비곗살을 어떻게 줄일 것인가?

비곗살을 줄이기 위해서는 적게 먹고 많이 활동하면 된다. 적게 먹는 것이란 음식의 부피나 무게가 작다는 의미가 아니라 속에 들어 있는 칼로리가 적다는 뜻이다. 부피는 커도 칼로리가 적은 음식이 있고 부피는 작으나 칼로리는 많은 음식이 있다. 그러므로 음식의 부피를 줄이려고 노력할 것이 아니라 섭취 칼로리를 줄이려고 노력해야 한다. 부피는 눈으로 쉽게 알 수 있으나 칼로리는 볼 수 없어서 양을 알 수 없다. 그러나 걱정할 것은 없다. 칼로리가 적은 음식은 정해져 있어서 일일이 알아보지 않아도 된다. 동물성식품과 가공한 식품성식품은 칼로리가 많고, 자연상태의 식물성식품은 칼로리가 적다. 동물성식품과 가공한 식물성식품은 많이 먹을 수 있지만, 자연상태의 식물성식품은 많이 먹을 수가 없다.

그런데 가공하지 않은 식물성식품은 거칠기도 하고 조직이 촘촘하다. 입에 넣자마자 바로 단맛이 나지 않는다. 그리고 쓴맛 나는 것들도 많다. 일반적으로 사람들은 이런 것들을 싫어해서 먹기를 꺼린다. 이런 것들을 먹으면 비곗살이 쉽게 빠지지만 먹지 않으려 하는 것이 문제다. 그러나 길은 있다. 거칠거나 야문 것(조직이 촘촘한 것)이지만 씹을 것이 있어서 좋다고 생각을 바꾸면 된다. 강하지 않은 은은한 단맛을 더 좋아하면 된다. 쓴맛도 즐기는 상태가 되면 된다. 그렇게만 하면 자연상태의 식물성식품을 즐겨 먹을 수 있다. 그것은 반복 연습으로 쉽게 이를 수 있다. 물론 몸에 밸 때까지는 일정 기간 참고 노력해야 한다.

많이 활동해서 비곗살을 줄이는 것은 매우 힘들다. 활동이란 정신(뇌)활동과 육체(근육)활동 둘 다를 의미하지만 일반적으로 육체활동만을 가리키는 것으로 통한다. 사람의 몸은 육체활동, 즉 운동을 많이 해도 비곗살은 조금밖에 줄어들지 않는다. 왜냐하면 사람의 몸은 에너지 효율이 높아서, 적은 칼로리로 많은 활동을 할 수 있게 만들어져 있기 때문이다. 다르게 표현하면, 많은 운동을 해도 칼로리 소비량이 적어서 비곗살은 조금밖에 줄어들지 않는다는 말이다.

운동으로 비곗살을 빼기 힘든 또 다른 이유는, 운동은 지속 가능한 행위가 아니기 때문이다. 사람은 몸을 움직이기 싫어하는 성향을 갖고 있고, 몸이 아프면 운동하기 힘들고, 날씨가 안 좋으면 운동하기 어렵기 때문이다.

근육을 키우기 위해서는 근육을 먹어야 한다?

떠도는 소문에 의하면 근육살을 키우기 위해서 근육성분(동물성식품)을 많이 먹어야 하고 비곗살을 줄이기 위해서 운동을 해야 한다는 것이다. 그러나 이런 소문대로 해도 바라는 결과를 얻지 못한다. 오히려 이와 반대의 방법이어야 한다. 근육살을 키우기 위해서는 운동을 해야 하고 비곗살을 줄이기 위해서는 먹는 것을 조심해야 한다. 근육살은 음식으로 키울 수 없고 운동으로만 키울 수 있다. 비곗살은 운동으로 줄일 수 없고 음식으로만 줄일 수 있다. 이 두 문제를 동시에 해결하는 방법은 자연상태의 식물성식품을 먹고 운동하는 것이다.

근육살을 키우는 2가지 방법이 있다

근육살을 키우기 위해서는 2가지가 필요하다. 근육이 커질 수 있는 정도의 근육성분을 먹고 근육운동을 해야 한다. 근육성분은 단백질이므로 단백질이 들어 있는 식품을 먹으면 된다. 근육을 먹으라는 의미가 아니라 근육을 만들 수 있는 성분을 먹으라는 말이다. 근육은 조금씩밖에 커지지 않기 때문에 적은 양의 단백질을 먹으면 된다. 동물성식품에는 단백질이 너무 많이 들어 있고 식물성식품에는 적당한 양이 들어 있다. 따라서 동물을 먹을 필요가 없고 식물성식품만 먹으면 된다.

근육성분을 먹고 근육운동을 하지 않으면 몸에는 근육이 아니라 비곗살이 많아진다. 근육을 키우기 위해서는 반드시 근육운동을 해야 한다.

비만의 원인은 하나뿐이다

비만의 원인은 단순하다. 몸이 소비하는 양보다 많이 먹는 것이다. 남는 만큼 몸에 축적되면 비곗살이 된다. 그러므로 비곗살을 줄이는 첫걸음은 자신이 많이 먹는다는 것을 인정하는 것이다. 이걸 인정하지 않으면 해결할 방법이 없다. 많이 안 먹는데 군살이 생겼다면 굶을 수밖에 없다. 그러나 이것은 지속 불가능한 방법이다. 세상에 적게 먹는데 군살이 생기는 그런 이상한 체질을 가진 사람은 없다. 불행히도 비만한 사람들 대부분은 자신이 많이 먹지 않는데도 불구하고 군살이 생긴다고 생각한다. 그래서 음식을 줄이려고 하지 않는다.

많이 먹는다는 것은 무슨 뜻일까?

많이 먹는다는 것은 자신에게 필요한 양보다 많이 먹는다는 뜻이다. 먹는 밥의 양이 많다는 의미도 아니고 남들보다 많이 먹는다는 의미도 아니다. 비만한 사람 중에 더러는 먹는 양이 많지 않은데도 군살이 생기는 사람들이 있다. 그런 사람은 소비하는 양이 다른 사람보다 더 적기 때문에 그렇게 된다.

소비량은 사람마다 다르다

우리 인간의 몸은 여러 가지 방법으로 칼로리를 소비한다. 여기에는 겉으로 드러나는 것도 있고 드러나지 않는 것도 있다. 겉으로 드러나는 것이란 근육을 움직이는 것이다. 움직이는 것은 자신뿐만 아니라 남들도 쉽게 알 수 있다. 그리고 운동량도 어느 정도 짐작할 수 있다. 반면에 겉으로 드러나지 않는 소비는 몸속 장기나 조직이 소비하는 것이다. 여기에 속하는 것은 뇌활동, 심장활동, 내장활동, 체온생산 등이다. 이런 소비량은 자신도 알 수 없을 뿐만 아니라 남들도 짐작할 수 없다.

적게 먹는데 정말 살이 찔까?

사람은 자신의 모습을 제대로 알기 힘들다. 자신의 얼굴에 무엇이 묻었는지는 거울에 비춰봐야 알 수 있듯이 객관적인 기준으로 봐야 진정한 자신의 모습을 알 수 있다.

비만한 사람들은 음식을 많이 먹는다. 실제로는 많이 먹고 있으나 적게 먹는다고 착각하고 있다. 그래서 몸이 이상하다고 생각한다. 그러나 이상한 것은 자신의 판단이다.

사람은 배가 불러야 만족한다

사람은 누구나 배불리 먹고 싶어 하고 그 욕구는 정당한 것이다. 배부른 느낌은 인간이 누릴 수 있는 행복 중의 하나다. 음식을 먹지 않고 참는 것은 매우 힘들다. 단식이나 절식은 지속 가능한 방법이 아니다. 이런 방법은 몸의 원리를 거스르는 행위이기 때문이다. 그러므로 배불리 먹고도 비곗살이 생기지 않게 해야 한다. 그러나 이것은 결코 쉬운 일이 아니다.

강한 식욕은 원수가 아니다

어떤 이들은 식욕이 너무 강해서 자신이 비만해졌다고 말한다. 입맛이 당겨 아무거나 많이 먹다 보니 군살이 생겼다고 자신의 식욕을 탓한다. 그러나 강한 식욕은 방해꾼이 아니라 나에게 도움을 주는 것이다. 강한 입맛을 자신에게 유리하게 활용하면, 적이 아니라 친구가 된다. 배불리 먹어도 군살이 생기지 않는 음식은 거칠지만 자극적인 맛이 없다. 이런 거친 음식을 강한 식욕으로 즐겨 먹는다면 식욕도 채우고 날씬한 몸매도 유지할 수 있다. 이렇게 하는 것은 쉬운 일은 아니지만 연습하면 안 될 것도 아니다. 평생 안전하게 먹을 수 있는 방법이라면, 좀 애먹는 것이야 얼마든지 참을 수 있지 않겠는가. 강한 식욕을 원수라 생각하지 말고 지혜롭게 활용해보자.

군살을 빼는 방법은 순리에 맞아야 한다

무슨 일이든지 순리대로 해야 한다. 물 흐르듯이 하면 편하게 목표에 이를 수 있고 이치를 거스르면 힘들게 해도 성공하지 못한다. 군살을 빼는 방법도 마찬가지다. 몸의 원리에 따르면 쉽고, 원리를 거역하면 힘만 들고 결국 실패한다. 몸의 원리를 아는 것이 군살빼기의 성패를 결정한다.

군살을 빼려면 3가지 조건을 갖추어야 한다

성공적으로 비곗살을 줄이기 위해서는 아래 몇 가지 조건이 갖추어져야 한다.

첫째, 몸의 본능을 존중하는 방법이어야 성공할 수 있다.

사람의 몸에는 본능이 있다. 본능은 생존에 필수적인 것을 몸이 스스로 하는 성질을 말한다. 예를 들어 몸에 음식이 필요하면 배가 고파 음식을 먹게 하고, 몸에 물이 부족하면 갈증이 나서 물을 마시게 하는 것이 본능이다. 몸에 체온이 올라가면 땀을 내서 체온을 내려가게 하고, 잠이 부족하면 졸려서 잠을 자게 하는 것이 본능이다. 본능은 어떤 수단으로도 억제하거나 없앨 수가 없다. 본능을 존중해서 그 요구대로 해주어야 생존이 가능하다. 체중을 줄이는 데도 본능을 존중하면서 군살을 빼야 한다. 본능이 아닌 것을 평생 동안 하는 것은 불가능하다. 군살을 빼는 것과 관계되는 본능을 살펴보면 다음과 같다.

(1) 사람은 음식을 먹고 싶어 하는 본능이 있다. 그러므로 만족할 만큼 먹고 빼야 한다. 배고프지 않을 정도로 먹고도 살이 빠지게 해야 한다. 본능을 거슬러서 굶으면서 군살을 빼는 것은 불가능하다. 배가 고프면 무엇이든지 먹을 수밖에 없고 그러면 실패하기 때문이다.

(2) 사람은 움직이는 것을 싫어하는 본능이 있다. 그러므로 운동을 하지 않고도 군살이 빠지는 방법을 택해야 한다. 하기 싫은 운동을 일부러 힘들게 해서 군살을 빼면 곧 그만두게 된다.

둘째, 평생 지속 가능한 방법이어야 성공할 수 있다.

(1) 평생 먹으면서도 군살이 생기지 않는 음식을 먹어야 한다.

비만은 먹는 것과 관계되는 병이다. 먹는 것은 평생 해야 한다. 그러므로 평생 먹어도 군살이 생기지 않는 음식을 먹으면서 군살을 빼야 한다. 어느 기간만 안 먹고 견디는 방법으로는 성공할 수 없다.

(2) 평생 운동을 하지 않으면서도 군살이 생기지 않는 방법이어야 한다.

건강하기 위해서는 반드시 운동을 해야 한다. 그러나 운동은 체중을 줄이는 데는 효과가 없다. 물론 매우 심하게 운동을 하면 체중이 줄어들지만 이렇게는 평생 동안 할 수 없다. 대부분의 사람들은 운동을 싫어하고, 몸이 아프면 운동을 하기 힘들고 날씨가 좋지 않아도 할 수 없다. 그리고 나이가 많아지면 운동하는 것은 매우 어렵다. 그러므로 운동을 하지 않아도 군살이 생기지 않게 해야 한다. 그것은 먹는 것을 조심하는 것이다. 먹는 것을 싫어하는 사람은 없다. 팔다리가 아파도 먹을 수 있다. 눈비가 내려도 먹을 수 있고 나이가 많아도 먹는 것은 가능하기 때문이다.

셋째, 몸을 상하게 하지 않는 방법이어야 성공할 수 있다.

군살을 빼려는 목적은 병을 예방하거나 치료해서 건강하게 살아가기 위해서다. 군살을 빼는 과정에서 몸이 상하면 군살을 빼는 의미가 없다. 군살이 많아서 생기는 문제나 군살을 빼는 과정에서 발생하는 문제나 몸에 나쁘기는 마찬가지기 때문이다. 그러므로 군살을 빼되 몸을 해치지 않는 방법을 택해야 한다.

몸에 필요한 성분이기 때문에 매일 먹어야 하는 것들이 있다. 군살을 빼는 과정에서도 이런 성분들을 공급해야 한다. 미네랄, 비타민, 항산화성분, 섬유질 등이 그것이다. 만일 이런 성분들을 충분히 먹지 않으면 여러 가지 문제가 발생한다. 이런 성분들은 채소, 과일 속에 들어 있으므로 군살을 뺄 때 채소와 과일을 반드시 먹어야 한다.

지방은 3가지 경로를 통해서 소비된다

몸에 저장되어 있는 지방(비곗살), 즉 칼로리가 어떤 경로를 통해서 소비되는지를 아는 것은 매우 중요하다. 왜냐하면 몸의 소비원리를 이해해야 군살을 줄이는 올바른 방법을 찾을 수 있기 때문이다.

몸은 3가지 경로를 통해서 칼로리, 즉 지방을 소비한다. 여기에는 기본소비, 활동소비, 소화소비 3가지가 있다. 기본소비가 70%, 활동소비가 20%, 소화소비가 10%의 비율을 차지한다.

(1) 기본소비는 일반적으로 기초대사라고 부른다. 심장활동, 호흡, 체온유지(열생산) 등이 여기에 속한다. 기본소비는 칼로리 소비의 가장 큰 부분을 차지하므로 이것만 잘 활용한다면 군

살을 빼는 것은 어렵지 않다. 이 기본소비에는 몇 가지 특징이 있다. 기본소비는 노력하지 않아도 저절로 이루어지고 낮에 활동할 때뿐만 아니라 밤에 잠잘 때도 계속된다. 애쓰지 않고 가만히 있어도, 그리고 잠자고 있는 중에도 칼로리 소비가 이어지므로 평생 지속할 수 있다.

그러나, 자기 마음대로 심장을 빨리 뛰게 하거나 호흡을 빠르게 하거나 체온을 올라가게 할 수 없으므로 인위적으로 기본소비를 늘릴 수는 없다. 일단 몸에 들어온 칼로리는 잘 줄어들지만 마음대로 빨리 줄어들게 할 수 없다. 그러므로 몸에 적게 들어오게 하는 것이 비곗살을 줄이는 유일한 방법이다. 적게 들어오게 한다는 의미에 대해서는 다음에서 차차 풀어갈 것이다.

(2) 활동소비에 속하는 대표적인 것이 운동이다. 활동소비는 많은 운동을 해도 살이 조금 밖에 빠지지 않는다는 특성이 있다. 그 이유는 다음과 같다. 비곗살은 중성지방으로 이루어져 있다. 이것은 칼로리가 농축된 것이다. 무게(부피)는 작지만 많은 칼로리를 갖고 있다. 즉 많은 운동을 해야 비로소 비곗살이 조금 줄어든다는 의미다. 운동이란 대부분의 사람들이 싫어하는 것이다. 싫은 것을 평생 하기란 쉽지 않다. 운동은 여러 가지 사정이 달라지면 실천하기 힘들다. 또 운동은 잠자야 할 시간에는 할 수 없다. 밤에도 군살이 빠져야 하는데 그렇게 되지 않는다. 힘들게 운

동을 해도 칼로리 소비에서 차지하는 비율은 20%에 불과하다. 노력한 것에 비하면 효과가 적다.

(3) 소화소비는 음식을 먹었을 때 그것을 몸에 적합한 상태로 분해시키는 데 소비되는 칼로리다. 음식을 먹지 않으면 줄어들지만 안 먹으면 몸이 상하므로 소화소비를 줄여서 비곗살을 줄이려고 할 수는 없다. 그러므로 소화소비에 대해서는 생각할 필요가 없다.

기본소비는 나이에 따라 변한다

기본소비는 나이의 영향을 받는다. 성장기에는 기본소비가 많고, 성장이 멈춘 이후 시기에는 기본소비가 줄어든다. 그래서 소아청소년들은 간식을 먹어도 날씬하고, 중장년을 비롯한 노인들은 음식을 적게 먹어도 쉽게 군살이 생긴다. 그래서 '나잇살'이라는 말이 생겨났다. 나이가 많아지면 대부분의 사람들이 군살이 생기므로 나이가 군살을 만든다고 생각해서 만든 말이다. 나잇살이 생기는 것은 기본소비가 줄어든 것이 원인이므로 먹는 양을 줄여야 한다.

기본소비에 이상이 생기는 질병도 있다

갑상샘에서 분비되는 갑상샘호르몬은 몸의 활동량을 조절

한다. 호르몬 분비량이 많아지면 칼로리 소비량이 증가하여 체중이 줄어들고, 반대로 호르몬 분비량이 적어지면 칼로리 소비량이 줄어들어 체중이 증가된다.

누가 봐도 적게 먹는데 군살이 생긴다면 갑상샘 기능 저하증이 있는 것은 아닌지 한 번쯤 확인이 필요하다.

군살은 빼는 것이 아니라 빠지는 것이다

위에서 살펴보았듯이 비곗살은 가만두어도 잘 빠질 수 있다. 인위적으로 빨리 줄어들게 하기는 매우 힘들다. 음식을 적게 먹어 새로 몸에 들어오는 칼로리만 줄이면 군살은 저절로 빠진다. 칼로리 섭취량을 줄이지 않으면 인위적으로 군살을 빼기는 매우 힘들다. 많이 먹으면 운동을 해도 군살은 안 빠진다. 군살은 빼려고 애쓸 대상이 아니라 빠지는 것이다. 저절로 빠지는 환경을 만들어주기만 하면 된다. 이것이 핵심이다.

먹는 양이 아니라 식품의 종류로 승부하라

몸에 좋은 식품만 먹으면 군살이 생길 수 없다. 좋은 식품이란 섬유질이 많이 들어 있는 식품으로 부피는 크고 영양분은 적고 오래 씹어야 삼킬 수 있는 식품이다. 바로 자연상태의 식물성식품인데 이것은 많이 먹을 수 없다. 그래서 자연식물식을 하면 배불리 먹어도 군살이 생기지 않는다. 섬유질이 적거나 섬유질이 없는 식품을 먹으면서 양을 줄이려고 하면 실패하기 쉽다. 부드러워서 오래 씹지 않아도 삼킬 수 있는 것은 많이 먹을 수밖에 없기 때문이다. 음식의 양을 생각하지 말고 음식의 종류만 확실히 구별해서 지키면 살 안 찌고 살 수 있다.

소식(小食)이 아닌 소식(素食)을 해야 한다

배불리 먹고도 칼로리 섭취가 많지 않도록 하기 위해서는 양을 적게(小食) 먹을 것이 아니라 소박하게(素食) 먹어야 한다. 소박하다는 말은 기름지지 않고, 자연 그대로여서 거칠게 느껴지고, 값이 싼 식품을 말한다. 이런 조건에 맞는 것이 가공하지 않은 식물성식품이다. 적게 먹는 소식(小食)은 지속 가능한 방법이 아니다. 그러나 소식(素食)은 배불리 먹어도 된다. 왜냐하면 검소한 음식은 배불리 먹어도 살이 안 찌기 때문이다. 소식(小食)은 견디기 힘드나 소식(素食)은 힘들이지 않고 할 수 있다. 포만감을 주지만 열량이 낮은 식품을 먹는 것이 다이어트 성공의 지름길이다. 양으로 승부하는 것은 실패한다. 질로 승부해야 한다.

먹는 칼로리를 줄이려면?

그렇다면 칼로리 섭취량을 줄이는 방법은 무엇일까? 먹는 것을 줄이는 데도 원리가 있다. 원리를 무시하면 몸만 상하고 목적을 달성할 수 없다. 그 원리란 무엇일까? 음식의 겉보기와 음식의 속 상태 두 가지를 함께 고려하는 것이다. 사람은 배가 불러야 만족한다. 배가 부르다는 것은 음식으로 위를 채운다는 의미이다. 위를 채우는 데는 겉보기에 부피가 큰 식품이 유리하다. 그러나 칼로리가 많으면 안 된다. 그래서 부피는 크고 칼로리는 적은 식품을 선택해서 먹어야 한다. 즉 칼로리 밀도가 낮은 식품을 먹어야 한다는 말이다. 그런 식품은 배부르게 하지만 칼로리 섭취량은 많지 않기 때문에, 군살이 생기지 않고 빠지게 한다. 부피가 너무 작은 음식을 먹으면 오래 지속하기 힘들다.

부피는 크고 칼로리는 적은 음식은 무엇일까?

부피는 크고 칼로리는 적은 식품이란, 부피를 차지하면서 칼로리가 없는 성분이 많이 들어 있는 식품을 의미한다. 식품에 많이 들어 있지만 칼로리가 없는 성분, 그것은 바로 섬유질과 수분이다.

첫째, 섬유질은 식물의 세포벽을 구성하고 있는 성분으로 질기고 단단해서 씹기 힘들며 오래 씹어야 삼킬 수 있다. 그래서 사람들은 섬유질이 들어 있는 식품을 먹지 않으려고 한다. 식물성식품을 가공하고 섬유질을 크게 줄여 부드럽게 해서 먹는다.

섬유질이 많이 들어 있으면 많이 씹을 수밖에 없고, 오래 씹다 보면 많이 먹지 않아도 배가 부르다. 먹은 양이 적으니 군살이 빠질 수밖에 없다.

섬유질은 몸에 흡수가 되지 않으면서 수분을 흡수하여 부피가 커지는 성질이 있다. 그래서 먹고 나서 오랫동안 배가 부르다. 군것질을 하지 않고 다음 식사를 많이 먹지 않게 된다. 이런 성질을 가진 섬유질은 군살을 빼는 데 크게 도움이 된다.

섬유질은 사람이 좋아하는 자극적인 맛이 나지 않는다. 그래서 식품을 가공하여 섬유질을 줄인 다음, 대신에 맛이나 향이 나는 식품첨가물을 넣어 먹는다. 하지만 자극적인 맛이 적은 섬유질식품을 먹으면 음식을 탐하지 않게 되고 군살이 생기지 않는다. 섬유질이 들어 있는 식품만 먹으면 군살이 생기지 않고 이미 생겨 있는 군살은 잘 빠진다.

둘째, 수분은 칼로리가 없으므로 수분이 많이 들어 있을수록 체중을 줄이는 데 유리하다. 물은 맛과 향이 없다. 그래서 사람들은 수분이 많이 들어 있는 식품에는 과도한 욕심을 내지 않는다. 당연히 군살이 생기지 않는다.

섬유질이 많이 들어 있는 식품이란?

섬유질은 많이 들어 있을수록 부피는 더 커지고 칼로리는 적어지므로 이런 식품을 찾아서 먹는 것이 군살을 빼는 데 유리하다. 그런 식품은 바로 자연상태의 식물성식품이다. 자연상태란 식물이 만들어 놓은 상태로 사람이 손을 대서 변형시키지 않은 것을 의미한다. 수확한 상태의 곡식, 채소, 과일이다. 자연상태의 식물성식품만 먹으면 군살이 생기지 않는다. 우리는 이것을 자연식물식이라 부른다. 그러나 사람들은 이런 식품을 좋아하지 않는다.

섬유질과 수분이 많은 식품은?

섬유질은 식물성식품에만 들어 있고 동물성식품에는 전혀 안 들어 있다.

수분은 동물성식품보다는 식물성식품에 더 많이 들어 있다. 쌀밥에는 65%, 채소와 과일에는 평균 약 90%에 이르는 수분이 들어 있다. 반면에 동물성식품에는 평균 약 60%의 수분이 들어 있다.

섬유질이 들어 있고 수분이 많은 식품은 자연상태의 식물성식품이므로 자연식물식이 정답이다.

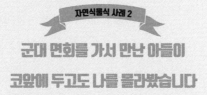

군대 면회를 가서 만난 아들이
코앞에 두고도 나를 몰라봤습니다

86kg→66kg, 20kg 감량 (박현석, 48세, 충남 당진)

제가 자연식물식(현미식물식)의 중요성을 알게 된 것은
2017년 1월 아내가 황성수 힐링스쿨을 다녀온 후였습니다. 아내
는 우울증과 삼차신경통으로 몇 년 동안 병원과 한의원을 전전했
지만 나아지는 기미가 보이질 않아 힘들어했었습니다.

목마른 사람이 우물을 판다고 했던가요? 어느 날 핸드폰에
서 무언가 검색을 하던 아내가 2주 동안 황성수 힐링스쿨에 간다
고 했습니다. 나는 다녀오라고 했지만 별 기대는 하지 않았습니
다. 하지만 결과는 의외였습니다.

키 170cm에 체중이 75kg이었던 아내의 몸무게는 62kg으

로 빠졌으며 몇 년 동안 고생하던 우울증약과 삼차신경통 약을 끊게 되었습니다. 더 신기했던 것은 키 190cm에 몸무게가 105kg 이었던 고3 아들이 엄마가 싸준 도시락을 먹으며 삼시 세끼 현미 식물식을 한 결과, 3달 만에 82kg으로 무려 23kg을 감량했다는 사실입니다.

모든 사람들이 그렇게 힘들어하고 실패를 거듭하는 다이어트를 너무나 쉽게 하는 것도 신기했지만, 현미식물식으로 삼시 세끼를 먹으며 단기간 내에 20키로가 넘는 살을 뺀다는 것이 마냥 신기할 따름이었습니다.

저 또한 20년간 혈압약을 먹어온 터라 현미식물식을 하면 고혈압은 물론 여러 가지 질병을 고칠 수 있다는 아내의 말에 아내와 함께 70기 힐링스쿨에 입학을 했습니다.

평소 고기를 좋아했던 저는 힐링스쿨에서 먹는 식사가 어색하고 낯설었지만 야채 또한 좋아했기에 큰 어려움은 없었습니다. 며칠이 지나자 약을 먹어도 150에서 170을 왔다 갔다 하던 혈압이 서서히 정상으로 돌아왔으며, 유전으로만 알고 있던 고혈압이 유전이 아닌 잘못된 식습관으로 인한 것임을 알게 되었습니다. 여러 가지 질병을 가지고 힐링스쿨에 입학한 사람들이 겨우 2주 동안의 식생활 변화로, 질병이 낫고 군살이 빠지는 모습을 보는 것이 나에게는 실로 신선한 충격이 아닐 수 없었습니다.

저 또한 172cm에 86kg이었던 몸무게가 현재는 66kg으로 표준몸무게 61kg을 향해가고 있습니다. 저는 지금도 꾸준히 자연식물식(현미식물식)을 하고 있습니다. 혈압약도 끊었으며 현재는 110 정도의 혈압을 유지하고 있습니다. 웃지 못할 해프닝도 있었습니다. 해병대에 간 아들의 훈련소 수료식에 참석한 저를 아들이 코앞에 두고도 알아보지 못했다는 사실입니다.

아내가 아니었다면 저는 아마도 평생 '고혈압은 나이가 들면 누구에게나 생기는 병'이며 '유전으로 생기는 병'이라 생각하며 살았을 것입니다. 사람은 평생을 공부하며 살아야 한다는 말이 생각납니다. 제가 힐링스쿨에서 공부하며 내린 결론은 다음과 같습니다. 평생 불치병으로 알고 그저 운명으로 생각하는 질병들도, 조금만 눈을 돌려 진실을 깨우친다면 약과 수술 없이 누구나 자연치유가 가능하다는 사실입니다. 사람들은 각종 미디어나 매스컴에 중독되어 진실을 보지 못하고 살고 있습니다. 정말 제대로 공부하고 진료하는 의사들이 몇 안 된다는 사실이 안타까울 따름입니다.

이번 기회를 통해 건강을 지키는 길로 안내해주신 황 박사님께 다시 한 번 감사의 인사를 드리며 모든 사람들이 하루빨리 현미식물식의 중요성을 알게 되기를 바랍니다.

Whole-Food Plant-Based Diet

4장

자연식물식은
어떻게
살을 빼나?

• 자연상태의 식물성식품이 정답이다 • 현미식물식이란 무엇인가? • 현미를 먹으면 체중은 줄고 체력은 향상된다 • 맛있는 자연식물식을 하려면? • 식물성식품을 가공하면 섬유질이 달라진다 • 생식이 가장 좋다 • 체중은 곡식의 양에 따라 변한다 • 현미가 백미보다 더 맛있다? • 사람이 먹어야 하는 식품군은 3가지다 • 비곗살은 몸 안에 저장되어 있는 곡식이다 • 밥은 얼마나 먹어야 할까? • 살을 빼려면 탄수화물을 줄여야 된다? • 콩과 견과류는 고칼로리 식품이다 • 동물성식품을 먹고는 군살을 못 뺀다 • 채소와 과일을 안 먹으면 몸이 상한다 • 채소와 과일은 어떤 경우에도 적당량 먹어야 한다 • 채소와 과일은 저칼로리 식품이다 • 과일을 많이 먹으면 군살이 생긴다는 소문은 잘못된 것이다 • 체중, 어떤 속도로 줄일 것인가? • 곡식을 안 먹으면 살은 빨리 빠진다 • 하루에 안전하게 줄일 수 있는 몸무게는?

| 자연식물식 사례 3 |

• • •

콩과 견과류에는 단백질과 식물성지방이 많이 들어 있어서 몸에 좋다는 소문이 있다. 그래서 애써 많이 먹는

사람들이 있는데 군살을 빼야 할 사람들에게는 조심해야 할 식품들이다. '심심풀이 땅콩'이 군살을 만든다.

자연상태의 식물성식품이 정답이다

자연상태의 식물성식품으로 한국인이 즐겨 먹는 것이 현미를 포함한 각종 곡식과 채소와 과일이다. 이 중에서 비곗살을 줄이는 데 가장 중요한 역할을 하는 것은 현미다. 채소나 과일도 자연상태의 식물성식품이지만 체중을 줄이는 데 있어서 현미보다는 영향이 적다.

벼는 두 겹의 껍질로 싸여 있다. 겉껍질을 왕겨라고 부르는데 많이 거칠고 단단해서 먹을 수 없다. 속껍질은 겨라고 부르는데 왕겨보다는 훨씬 덜 거칠다. 겉껍질만 벗긴 쌀을 현미, 겉껍질과 속껍질을 모두 벗긴 쌀을 백미라고 부른다. 현미는 단단하고 거칠며, 백미는 부드럽고 거칠지 않다. 현미는 많이 먹을 수 없고 백미는 많이 먹을 수 있다. 현미를 먹으면 군살이 생기지 않고 백미를 먹으면 쉽게 군살이 생긴다. 현미, 채소반찬, 과일 간식을 먹으면 배불리 먹어도 군살이 생기지 않는다.

현미식물식이란 무엇인가?

자연상태의 식물성식품만 먹는 것을 자연식물식이라고 부른다. 사람은 곡식, 채소, 과일을 먹어야 하는데, 이 중에서 곡식이 자연상태의 현미냐 공장에서 도정한 백미냐에 따라서 체중에 미치는 영향은 크게 다르다. 백미를 먹으면 식물식을 해도 군살이 생길 가능성이 크고 현미를 먹으면 군살이 생기지 않는다. 자연식물식 중에서 현미를 중심으로 하는 것을 현미식물식이라 부르는데 배불리 먹고도 날씬한 몸매를 유지할 수 있다.

현미식물식은 군살 없이 살아가는 데도 필요하지만, 그 밖에도 무수히 많은 장점이 있다. 현미식물식을 하면 병이 낫고 건강이 훨씬 더 좋아진다. 거기에다 비용도 들지 않는다. 현미식물식을 하면 당뇨병, 고혈압을 비롯한 수많은 생활습관병을 고칠 수 있고 삶에 활력이 넘친다.

현미를 먹으면 체중은 줄고 체력은 향상된다

체력은 체중에 따라서 다르게 평가할 수 있다. 무거운 몸을 움직이기 위해서는 체력이 강해야 하지만 몸이 가벼우면 체력이 강하지 않아도 자신의 몸을 쉽게 움직일 수 있다. 현미식물식을 하면 군살은 빠지지만 근육은 줄어들지 않는다. 따라서 자연식물식을 하면 체력이 향상된다. 야위면 활동하는 데 불편할 것이라는 생각을 하는 사람들이 많은데 실상은 그렇지 않다.

맛있는 자연식물식을 하려면?

맛은 마음에 달려 있다. 마음이 없으면 먹어도 그 맛을 알지 못한다. 좋다는 마음이 있으면 크게 맛이 없어도 맛있고, 먹기 싫으면 맛있는 음식이라도 맛없게 느껴진다. 맛은 생각의 영향을 받는다. 그러므로 맛있는 자연식물식의 첫걸음은 생각을 바꾸는 것이다. 먼저 식물을 먹는 것이 좋은 것이라는 사실과 동물을 먹는 것이 해로운 것이라는 사실을 아는 것이다.

맛은 농산물의 상태에 달려 있다. 잘 기른 농산물은 맛있고 그렇지 않은 농산물은 맛이 없다. 잘 기른 농산물이란 좋은 땅에서, 제철에, 자연스런 속도로 기른 것이다. 자연스런 속도란 비닐하우스나 온실이 아닌 노지에서 키우고 빨리 자라게 하는 화학비료를 주지 않고 키운 것을 말한다.

맛은 요리하는 방법에 따라서도 달라진다. 그 식품에 맞는 요리법에 따라서 요리를 하면 한층 더 맛이 있다.

맛은 먹는 방법에 따라서도 달라진다. 어떤 식품은 입에 넣은 후 바로 맛을 느낄 수 있지만, 어떤 식품은 한참 씹어야 비로소 맛을 느낄 수 있는 것들도 있다. 충분히 씹지 않고 맛이 없다고 판단하면 안 된다. 바로 맛이 느껴지지 않고 오래 씹어야 비로소 그 맛을 알 수 있는 것이 자연식물식의 특성이다.

식물성식품을 가공하면 섬유질이 달라진다

가공이란 형태를 변경하거나 성분을 줄이거나 새로운 성분을 첨가하는 행위다. 가공하면 섬유질에 큰 변화가 생긴다.

곡식 알갱이는 섬유질로 이루어진 껍질에 싸여 있다. 껍질이 붙어 있는 것은 단단하고 거칠어서 사람들이 싫어한다. 그래서 곡식의 껍질을 벗겨버리는 가공을 추가한다. 껍질이 제거된 곡식은 부드러워서 먹기 편하다. 쌀의 껍질을 벗기지 않은 것이 현미고, 벗긴 것이 백미다. 현미는 단단하고 거칠지만 백미는 부드럽다.

곡식 알갱이를 분쇄하여 가루로 만드는 가공을 하면 섬유질이 파괴된다. 섬유질은 어느 정도 길이가 있어야 제 역할을 하는데 아주 짧게 가루로 절단되면 없는 것이나 마찬가지가 된다. 그래서 가루음식은 부드러워서 씹지 않아도 삼킬 수 있다. 오래 씹지 않으면 많이 먹게 되고 군살이 생긴다.

곡식을 가공하면 섬유질이 달라져 많이 먹게 되고 비만으로 이어진다.

생식이 가장 좋다

생식이란 열로 익히지 않은 식품을 먹는 것을 의미한다. 즉 날것을 먹는 것이다. 식물성식품이면서 익히지 않는 식품이 군살을 빼거나 군살이 생기지 않게 하는 데 가장 효과적이다. 생현미, 생채소, 생과일을 먹으면 군살이 생길 수 없다. 채소는 삶지 않고 날것으로 먹는 경우도 있지만, 과일은 대부분 날것으로 먹는다. 그러나 현미를 날것으로 먹는 사람은 거의 없다. 현미를 밥으로 하지 않고 물에 불려서 먹는 것이 생현미식 혹은 현미생식이다.

생현미식물식은 익힌 현미식물식에 비해서 더 적게 먹어도 배가 부르다. 날것은 익힌 것보다 더 오래 씹어야 삼킬 수 있고 그렇게 하면 조금만 먹어도 배가 불러지기 때문이다. 그래서 생현미식물식을 하는 사람들은 거의 다 적당하게 야위어서 비만과는 거리가 멀다. 배불리 먹고도 날씬해진다.

생현미식물식은 익힌 현미식물식에 비해서 흡수율이 더 낮다. 흡수율이 낮은 것은 좋지 않은 것이 아니라 더 좋은 것이다. 낮다고 문제가 될 정도로 낮은 것이 아니라, 건강에 더 좋게 적당하게 낮다. 그래서 맘껏 먹고도 군살 걱정 없이 살 수 있다.

체중은 곡식의 양에 따라 변한다

사람이 먹는 3가지 식품 즉 곡식, 채소, 과일 중에서 체중에 영향을 미치는 것은 곡식이다. 현미는, 무게가 같은 채소에 비해 약 11배나 되는 칼로리를 가지고 있고, 과일의 약 7배나 되는 칼로리를 지니고 있기 때문이다. 그러므로 곡식의 양으로 체중을 조절해야 한다. 반면에 채소, 과일은 체중이 올라가고 내려가는 데 영향을 주지 않는다. 체중을 줄이기 위해서는 곡식을 적게 먹어야지 채소와 과일을 적게 먹으면 안 된다.

현미가 백미보다 더 맛있다?

군살을 빼는 데 가장 효과적인 식품이 현미다. 그런데 많은 사람들이 현미는 맛이 없다고 오해한다. 현미가 좋은 줄은 알지만 먹기를 싫어한다. 그러나 현미는 백미보다 훨씬 더 맛있다. 먹는 방법이 틀려서, 현미의 진짜 맛을 알지 못해서 갖게 되는 오해다. 대부분의 사람들은 밥과 반찬을 동시에 입에 넣는다. 밥과 반찬을 비벼서 먹거나 밥을 떠먹고 이어서 바로 반찬을 먹는다. 항상 밥과 반찬이 섞인 맛을 본다. 이래서는 밥 고유의 맛을 알 수 없다. 밥만 먹어보면 백미와 현미의 맛 차이를 쉽게 알 수 있다.

현미에는 백미에 비해서 나트륨, 칼륨, 칼슘, 마그네슘이 몇 배씩이나 더 들어 있다. 이들 미네랄들은 서로 어우러져 다양한 맛을 낸다. 짠맛, 쓴맛, 떫은맛 등이 적당한 비율로 섞여 복합적인 맛을 느끼게 한다. 반면에 백미에는 이런 미네랄들이 현미에 비해서 훨씬 적게 들어 있으므로 맛이 없고 밋밋하게 느껴진다.

현미에는 백미에 비해서 지방이 6배 들어 있다. 쌀 100g의 현미에는 2.5g, 백미에는 0.4g의 지방이 들어 있다. 지방은 고소한 맛을 내는 성분이어서 현미를 먹어보면 고소하다.

위와 같은 이유로 현미는 반찬 없이도 먹을 수 있고 백미는 반찬 없이 먹기 힘들다. 맛이 없다는 이유로 현미를 멀리하고 백미를 먹으면 군살빼기가 쉽지 않다. 현미를 먹다가 백미를 먹으면 금방 체중이 늘어난다.

사람이 먹어야 하는 식품군은 3가지다

사람은 크게 세 종류의 식품을 먹어야 한다. 곡식, 채소, 과일이다.

곡식의 성분은 주로 탄수화물, 단백질, 지방으로 이루어져 있어서 이 세 가지 성분을 섭취할 목적으로 곡식을 먹는다.

채소와 과일을 먹는 목적은 비타민, 미네랄, 섬유질, 항산화 성분을 섭취하기 위해서다. 물론 채소와 과일에도 탄수화물, 단백질, 지방이 비율로는 꽤 많이 들어 있으나, 실제로 채소와 과일을 통해서 섭취하는 절대적인 양은 얼마 되지 않는다. 채소와 과일에는 수분이 90% 이상 차지하고 있어서 부피(무게)에 비해서 탄수화물, 단백질, 지방의 양은 상대적으로 적다.

탄수화물, 단백질, 지방은 칼로리를 낼 수 있는 성분이고 비타민, 미네랄, 섬유질, 항산화성분은 칼로리를 낼 수 없는 성분이다. 칼로리가 있는 것을 많이 먹었을 때, 남는 것은 지방으로 변해서 비곗살이 된다. 반면에 칼로리를 내지 않는 것은 필요 이상으로 많이 먹어도 몸에 저장이 되지 않으며 비곗살이 되지 않는다. 이런 내용을 도표로 나타내면 아래와 같다.

구 분	곡 식	채소, 과일
주요 성분	탄수화물, 단백질, 지방	비타민, 미네랄, 섬유질, 항산화성분
칼로리	있다	없다(적다)
많이 먹었을 때	지방으로 변해 저장	저장 안 됨
체중에 미치는 영향	있다	없다

비곗살은 몸 안에 저장되어 있는 곡식이다

곡식은 탄수화물, 단백질, 지방이 주성분을 이루고 있다. 곡식을 필요 이상으로 많이 먹으면 남는 3가지 성분이 지방으로 변하여 몸에 축적되는데 그것이 비곗살이다. 몸에 군살이 있다는 말은, 쓰고 남은 곡식이 몸에 쌓여 있다는 말과 같다. 몸에 군살이 있다면 곡식을 적게 먹고 채소와 과일만 먹으면 된다.

밥은 얼마나 먹어야 할까?

체중을 줄이는 데 밥의 양을 얼마로 해야 하는지에 대한 궁금증을 가진 사람들이 많다. 몇g을 먹는 것이 적당하다든지 몇 칼로리를 먹어야 된다든지 하는 이론들이 많다. 밥의 양은 체중을 어떤 속도로 줄일 것인지에 따라서 다르게 정해진다. 군살을 빨리 빼고 싶으면 밥의 양을 많이 줄여야 하고, 천천히 빼고 싶다면 밥의 양을 조금만 줄이면 된다.

매일 같은 시각에 체중을 측정해서 전날과 비교해 보면 얼마나 줄었는지를 바로 알 수 있다. 줄어든 몸무게가 너무 크면 밥의 양을 조금 늘리면 되고, 줄어든 몸무게가 너무 작으면 밥의 양을 더 줄이면 된다. 자신이 먹은 밥의 양이 몇g인지 혹은 몇 칼로리인지를 알 필요가 없다. 체중측정기만 있으면 밥 양을 쉽게 정할 수 있다. 밥의 무게를 달아보지 말고 체중계의 눈금을 보자.

살을 빼려면 탄수화물을 줄여야 된다?

탄수화물은 비계의 원료가 된다. 그러므로 탄수화물 섭취를 줄이면 군살이 빠진다. 탄수화물은 식물성식품에 들어 있는데 특히 곡식에 많이 들어 있다. 반면 동물성식품에는 안 들어 있다. 칼로리 비율로 현미에는 탄수화물이 86% 들어 있고 육류에는 전혀 안 들어 있다. 그래서 군살을 빼기 위해서는 밥을 줄여야 한다고 주장한다. 얼핏 들으면 그럴듯하다. 그러나 이 주장에는 함정이 있다. 현미는 많이 먹을 수가 없다. 껍질이 단단해서 오래 씹어야 삼킬 수 있는데 오래 씹다 보면 많이 먹지 않았는데 배가 불러 저절로 숟가락을 놓게 된다.

군살을 빼기 위해서 탄수화물을 줄여야 한다는 주장이 나오게 된 배경은 이렇다. 요즘 사람들은 가공식품을 많이 먹는다. 흰쌀과 흰 밀가루로 만든 정제탄수화물을 많이 먹는다. 흰쌀로 만든 밥, 쌀국수, 쌀빵 등을 먹는다. 흰 밀가루로 만든 국수, 라면, 빵, 피자 등을 먹는다. 이런 식품들은 많이 먹게 된다. 부드럽고 빨리 먹을 수 있고 맛이 있기 때문이다. 먹고 난 후 시간이 오래 지나지 않아서 곧 배가 고프고 다시 먹게 된다. 정제탄수화물이 많이 들어 있는 식품을 많이 먹게 되니 군살이 생길 수밖에 없다. 탄수화물이 많이 들어 있는 식품을 줄이자고 하기도 하고 쌀을 적게 먹어야 군살이 빠진다고 말하기도 한다. 그러나 군살은 자연탄수화물이 아니라 가공식품, 즉 정제탄수화물이 일으키는 문제다. 가공하지 않은 쌀인 현미는 많이 먹을 수도 없고 배불리 먹어도 군살을 만들지 않는다.

사람에게는 탄수화물이 많이 필요하다. 하루에 필요한 칼로리의 85% 정도를 탄수화물로 채워야 한다. 그러나 탄수화물을 줄이자고 하는 전문가들은 50~60%를 넘지 않아야 한다고 주장한다. 그 차이만큼은 동물성식품을 먹어야 한다고 주장한다. 그러나 이것은 하나는 알고 둘은 모르는 주장이다. '탄수화물이 지방을 만든다'는 사실 하나는 알고 있으나 '가공하지 않은 탄수화물은 많이 먹을 수 없다'는 진실은 몰라서 하는 소리다.

콩과 견과류는 고칼로리 식품이다

100g 중에 들어 있는 칼로리(Kcal)는 콩 410, 땅콩 568, 잣 669, 호두 647, 아몬드 597로 평균 578칼로리다. 이는 현미 365칼로리에 비해서 1.6배나 된다.

콩과 견과류에는 단백질과 식물성지방이 많이 들어 있어서 몸에 좋다는 소문이 있다. 그래서 애써 많이 먹는 사람들이 있는데 군살을 빼야 할 사람들에게는 조심해야 할 식품들이다. '심심풀이 땅콩'이 군살을 만든다.

동물성식품을 먹고는 군살을 못 뺀다

고기, 생선, 계란, 우유와 이들을 원료로 하여 만든 가공식품을 먹으면서 군살을 빼는 것은 대단히 어렵다. 이 식품들에는 군살을 빼는 데 불리하게 작용하는 성분이 많이 들어 있고, 군살을 빼는 데 유리하게 작용하는 성분이 안 들어 있기 때문이다.

동물성식품에는 군살의 성분인 중성지방을 비롯한 다른 지방이 매우 많이 들어 있다. 지방은 다른 칼로리 성분(탄수화물, 단백질)에 비해서 2.25배나 되는 칼로리를 낸다. 그러므로 지방이 많이 들어 있는 식품은 군살을 빼는 데 불리하게 작용한다. 동물성식품에는 칼로리 비율로 지방이 평균 50% 정도 들어 있고 식물성식품에는 이보다 훨씬 적게 들어 있다. 현미에는 칼로리 비율로 지방이 6.3% 정도만 들어 있다.

동물성식품에는 섬유질이 없다. 섬유질은 단단하고 질기고 몸에 흡수가 되지 않고 물을 붙잡고 있는 성질이 있어서, 섬유질이 많은 음식은 많이 먹을 수가 없다. 단단하고 질기면 많이 씹어야 삼켜질 수밖에 없다. 그러나 동물성식품에는 이런 성분이 안 들어 있으므로 빨리 먹을 수밖에 없고, 따라서 많이 먹게 된다.

육류(소, 돼지, 닭고기)에는 섬유질이 전혀 없다. 육류는 약간 질긴 성질도 있어서 조금 오래 씹어야 하지만 생선, 계란, 우유는 매우 부드럽다. 섬유질은 몸에 흡수가 되지 않고 위와 장에 있을 동안 물을 흡수하여 부푼다. 그래서 배가 불러 더 먹지 못하게 만들고 오랫동안 배부른 느낌을 갖게 한다. 이런 성질을 가진 성분인 섬유질이 동물성식품에는 전혀 안 들어 있다.

채소와 과일을 안 먹으면 몸이 상한다

군살이 다 빠질 때까지 곡식을 안 먹어도 몸이 상하지 않는다. 그러나 채소와 과일을 먹지 않으면 몸에 여러 가지 문제가 생긴다. 사람은 곡식, 채소, 과일을 먹는 자연식물식을 하는 동물이다. 곡식은 단백질, 탄수화물, 지방을 공급해주고 채소와 과일은 비타민, 미네랄, 섬유질, 항산화성분을 공급해주는 식품이다. 곡식을 먹지 않으면 군살이 분해된다. 그 군살은 탄수화물과 지방의 역할을 해준다. 그러나 군살이 분해되어도 단백질 성분으로 변하지 않기 때문에 단백질은 부족해진다. 그렇다고 단백질이 들어 있는 식품을 먹으면 단백질과 함께 들어 있는 탄수화물과 지방이 체중감소를 방해한다. 따라서 단백질이 들어 있는 식품을 먹으면 안 된다. 체중을 줄이는 과정에서 근육이 조금 줄어들지만 군살을 줄이기 위해서 어쩔 수 없는 선택이다.

채소와 과일에 들어 있는 성분은 군살이 분해되어도 생기지 않는 성분이므로 반드시 먹어야 한다. 채소와 과일에는 단백질, 지방, 탄수화물이 모두 들어 있으나 양이 아주 적다. 따라서 채소와 과일을 많이 먹는다고 해서, 체중이 덜 줄어들까 염려할 필요는 없다. 체중이 조금 적게 줄어들어도 몸이 상하지 않아야 하기 때문에 채소와 과일은 꼭 먹어야 한다. 군살이 다 빠질 때까지 곡식을 안 먹고 채소와 과일만 먹는다고 하더라도, 몸에 아무런 이상이 생기지 않고 활력이 증가한다.

채소와 과일은 어떤 경우에도 적당량 먹어야 한다

체중을 빨리 줄이기 위해서는 채소와 과일이라도 적게 먹으면 체중이 그만큼 더 빨리 빠질 것이라고 생각하는 사람들이 많다. 채소와 과일에도 양은 적지만 탄수화물, 단백질, 지방이 들어 있다. 그리고 이것은 밥의 성분이기도 하다. 그러나 체중을 빨리 줄이려는 경우에도 채소와 과일을 적게 먹으면 안 된다. 채소와 과일의 성분 중에서 탄수화물, 지방, 단백질을 제외한 각종 미네랄 성분은 몸에 저장이 안 된다. 따라서 계속해서 섭취하지 않으면 부족해진다.

반대로 생각하는 사람들도 있다. 어떤 사람들은 곡식을 적게 먹거나 안 먹는 대신, 채소와 과일을 그만큼 더 먹어야 한다고 생각한다. 곡식이 차지하는 만큼의 공간을 채소와 과일로 채워야 한다고 생각하기 때문일 것이다. 그러나 채소와 과일을 너무 많이 먹으면 배가 아프고 설사가 날 수도 있다. 특히 콩팥 기능이 떨어진 사람들은 채소와 과일을 많이 먹을 때 큰 문제가 일어날 수 있다. 채소와 과일에 많이 들어 있는 미네랄을 충분히 배설시킬 수 없어서 미네랄 독성이 나타나기도 한다.

그러나 채소와 과일은 체중을 빨리 줄이건 천천히 줄이건 상관없이 항상 적당한 양을 먹어야 한다.

채소와 과일은 저칼로리 식품이다

채소 100g 중에 들어 있는 칼로리는 들깻잎 45, 케일 28, 상추 22, 시금치 34, 오이 9, 당근 30, 단호박 60으로 평균 약 32칼로리다. 이는 현미 365칼로리의 약 11분의 1에 불과하다.

과일 100g 중에 들어 있는 칼로리는 딸기 23, 바나나 80, 수박 21, 감 60, 귤 48, 사과 50, 배 51로 평균 약 48칼로리다. 이는 현미 365칼로리의 7분의 1에 불과하다.

그러므로 체중을 더 빨리 줄이려고 채소나 과일을 적게 먹는 것은 체중 줄이기에 효과가 없다. 채소나 과일을 적게 먹으면 그 속에 들어 있는 중요한 성분들이 부족해질 수 있다. 따라서 곡식은 적게 먹어도 채소와 과일은 충분히 먹어야 한다. 많이 먹어야 한다는 말이 아니라 부족해지면 안 된다는 말이다.

과일을 많이 먹으면 군살이 생긴다는 소문은 잘못이다

모든 과일에는 단맛이 나는 성분 즉 당이 들어 있다. 당은 탄수화물이므로 몸에서 지방으로 바뀔 수 있다. 단맛이 강한 과일에는 당이 많이 들어 있어서 많이 먹게 되면 군살이 생길 수 있다. 그러나 과일에는 단맛이 나지 않는 탄수화물인 녹말은 적게 들어 있어서 전체 탄수화물의 양은 많지 않다. 과일에는, 단맛으로 판단되는 것과는 다르게 실제로 전체 탄수화물의 양은 많지 않다는 말이다. 또 과일은 약 90%가 수분이므로 배불리 먹어도 수분 이외의 성분 섭취량은 적다. 과일은 부피가 있어서 많은 양을 먹기 힘들기 때문에 과일을 먹어서 체중이 증가하는 경우는 거의 없다. 실제로 과일을 좋아하는 사람들은 적당하게 야윈 경우가 많다.

그러나 과일도 너무 많이 먹지 않는 것이 좋다. 무슨 음식이든지 많이 먹으면 위가 팽창하고 이런 상태가 반복되면 위의 크기가 늘어난다. 사람은 위가 차야 만족하는데 위를 키워놓으면 음식을 많이 먹게 된다. 위를 줄이기 위해서는 과일도 적당량 이상 먹지 않는 것이 좋다. 과일을 너무 많이 먹으면 안 되는 또 다른 이유는 혈당을 올라가게 하기 때문이다. 당뇨로 진단될 정도는 아니지만 정상보다는 혈당이 높은 상태에서 과일을 많이 먹으면 당뇨병으로 악화될 수 있다.

체중, 어떤 속도로 줄일 것인가?

체중을 너무 빨리 줄이면 몸이 상한다는 주장이 있다. 그건 당연한 말이다. 무엇이든지 적당해야 한다. 마음이야 빨리 줄이고 싶지만 몸이 따라가지 못하면 안 된다. 몸도 상하지 않고 만족할 수 있는 감량속도는 사람마다 다를 것이다. 매일 조금씩만 빠져도 만족하는 사람들이 있는가 하면 매일 많이 줄어들어야 만족하는 사람들도 있다.

특별히 많은 육체노동이나 운동을 하지 않는다면 하루에 평균 2,500칼로리 정도로 섭취해야 한다. 남자와 여자가 다르고, 체격이 크고 작음에 따라서 다르고, 비육체활동량(머리 쓰기)에 따라서도 다르다. 그러나 평균해서 하루에 2,500칼로리면 생활하는 데 적당하다. 채소와 과일에도 칼로리가 들어 있지만 많지 않다. 물론 과일의 종류와 양에 따라서도 칼로리 양이 다를 수 있다. 채소와 과일로 500칼로리를 섭취한다고 가정하면, 나머지 2,000칼로리는 몸의 비곗살에 있는 칼로리를 소비해야 한다. 지방은 1g에 7칼로리를 내는데 2,000칼로리는 지방 286g에 해당한다. 곡식을 먹지 않고 채소와 과일을 적당하게 먹으면 하루에 약

300g이 빠진다. 이 양은 대단히 크다. 매일 이 속도로 빠지면 한 달에 9kg, 일 년에 110kg이 빠진다. 대부분의 사람들은 몇 달 안에 알맞은 체중에 도달할 수 있다. 채소와 과일을 적당하게 먹으면 체중이 하루에 300g이 빠져도 몸에 아무런 문제가 생기지 않는다.

위에서 지방 1g은 7칼로리를 낸다고 했는데 일반적으로 알고 있는 9칼로리와 다르게 계산했다. 그 이유는 몸에 있는 지방은 수분을 함유하고 있어서 이를 제외하면 실제로 7칼로리를 갖고 있기 때문이다.

곡식을 안 먹으면 살은 빨리 빠진다

곡식을 전혀 안 먹고 채소와 과일만 먹으면 군살은 빨리 빠진다. 사람은 매일 곡식, 채소, 과일을 먹어야 하는데 군살이 있는 사람은 이미 곡식을 먹어 놓은 상태이기 때문에 곡식을 제외한 채소와 과일만 먹으면 된다. 곡식을 안 먹으면 몸에 문제가 생기지 않을까 걱정하는 사람들이 많은데 아무 이상이 생기지 않는다. 다만 채소와 과일은 반드시 먹어야 한다.

하루에 안전하게 줄일 수 있는 몸무게는?

체중을 너무 빨리 줄이면 몸에 문제가 생기므로 하루에 얼마 이상은 줄이지 말아야 한다는 주장들이 있다. 제시하는 몸무게는 주장하는 사람에 따라서 다르다. 하루에 안전하게 줄일 수 있는 몸무게를 알아내는 것은 그리 어렵지 않다. 몸에 이상을 느끼지 않는다면 하루에 얼마를 줄이든지 문제되지 않는다. 당연한 말이지만 몸에 질병이 있으면 천천히 줄이는 것이 안전하다. 자신의 몸을 관찰하면서 줄이다가 문제가 생기면 감량속도를 줄이면 된다. 즉 곡식을 더 먹으면 된다. 저자의 경험으로는 성인의 경우 '하루 300g'은 아무런 문제가 생기지 않고 안전하게 줄일 수 있는 무게다. 하루 300g은 대단히 큰 수치다. 이 속도로 한 달만 계속하면 9kg이 줄어든다. 웬만한 비만은 몇 개월 안에 해결되는 수치다. 곡식을 안 먹으면 채소와 과일을 적당하게 먹어도 이 정도의 감량은 가능하다.

하루에 300g 이상 체중이 줄었다면 몸에서 물이 빠진 탈수상태이므로 물을 마셔야 한다.

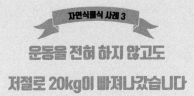

운동을 전혀 하지 않고도
저절로 20kg이 빠져나갔습니다

79kg→59kg, 20kg 감량 (김영애, 65세, 서울)

저는 서울에 거주하고 있는 만 65세의 주부입니다. 약 3년 전 교직에서 정년퇴임을 하고 현재는 주부로 생활하고 있습니다.

황성수 박사님을 만나게 된 건 큰딸이 근무하고 있는 직장에서 동료 선생님의 추천을 받아서인데요, 나중에서야 딸에게 들었지만 어느 순간부터 저의 몸무게와 체격이 너무 커지면서 걱정이 많았다고 합니다. 사실 이전에 황성수 박사님의 현미식물식과 관련된 책을 읽어보았지만 실제 생활에 적용하는 것이 잘 되지 않아 직접 체험해보고 싶기도 했고, 딸도 적극 권하여 힐링스쿨에 참가하게 되었습니다.

결혼 전에는 보통의 체형이었으나 출산을 하면서 체중이 급격히 불게 되었고, 평소 먹는 것을 좋아할 뿐만 아니라 고기, 생선, 계란 등 단백질 위주의 식사를 즐기곤 했습니다. 그때는 이것이 건강한 식사라고 생각했습니다. 그리고 친정이 당뇨 가족력이 있는데 저 역시 13년 이상 당뇨약을 복용하고 있었습니다. 그런데 의사는 혈당이 잘 조절된다고 하면서도 약을 한 알, 두 알 계속해서 추가해주었고, 저의 체중은 어떻게 해야 할지 모를 정도로 증가하였습니다. 또한 과지혈증, 역류성식도염, 기관지천식, 족냉증, 하지정맥류, 결막출혈, 요실금 등 크고 작은 질환들이 계속해서 나타나기 시작했습니다. 아침에 일어날 때에는 온 몸에 쥐가 나는 경우가 많아 기지개를 마음껏 펴볼 생각도 하지 못했습니다. 4년 전부터는 대장에서 용종이 발견되어 이를 제거하는 시술을 정기적으로 받는 등, 몸 상태는 더 나빠지기만 했고 당뇨 합병증에 대한 걱정도 커져만 갔습니다.

그런데 힐링스쿨에서 2주 동안의 체험을 하면서 몸이 변해가기 시작했습니다. 평생 먹어야 하는 줄로만 알았던 당뇨약과 과지혈증약을 체험 2일째 되는 날부터 하나씩 끊게 되더니 지금은 약을 먹지 않아도 혈당이 잘 조절되고 있습니다. 현재 체중은 79kg에서 59kg으로 20kg이나 줄었고, 아직 건강한 수치에 미치지는 못하고 있으나 공복혈당 역시 90~100 사이를 왔다 갔다

하고 있습니다. 무엇보다도 요실금과 역류성식도염 그리고 몸에 쥐가 나는 일이 완전히 없어지면서 컨디션이 무척 좋아졌습니다. 이전에는 하루 3시간씩 헬스장에서 운동을 해도 빠지지 않던 체중이 힐링스쿨에서 배웠던 현미식물식을 계속하는 것만으로 4개월 만에 20kg을 감량할 수 있었습니다. 30분 정도의 걷기 외에는 강도 높은 운동도 하지 않았습니다.

어떤 이는 저의 변화에 대해 걱정을 넘어 부정적인 말을 하기도 하지만 그들의 무지에 안타까울 뿐입니다. 지금 제 몸과 마음의 상태는 너무나 가볍고 상쾌하고 무엇을 해도 즐겁고 의욕이 생깁니다. 황성수 박사님의 강의를 통해 몸의 원리를 이해하게 되었고, 사람이 어떤 종류의 음식을 어떻게 먹어야 하는지, 그리고 그 이유는 무엇인지에 대해 알게 되니 왜 진작 이것을 알지 못했을까 하는 아쉬움도 남습니다. 고기와 잡곡밥, 국, 국수 등 가공된 탄수화물과 단백질 함량이 높았던 식사에서 초록색 잎채소와 신선한 제철과일, 해조류, 간단히 조리된 나물, 현미밥 등 자연식물식(현미식물식)으로 식단이 바뀐 것만으로 전체적인 신체 지표가 정상수치로 회복되었습니다. 체중감소는 고통스러운 다이어트나 운동 없이도 자연스럽게 뒤따라오는 일이 되었습니다. 가족들도 현미식물식에 적극적으로 동참하고 있어 평소 큰 어려움은 없지만 이따금씩 지인들과의 만남이나 친척 모임이 있을 때면 눈앞에 차려져 있는 음식의 유혹에 넘어가는 경우도 있었습니다. 그럴 때면 다음 날 거짓말처럼 혈당과 체중에 문제가 나타나 과연 내가 먹는 것이 그대로 내 몸을 만들고 사람의 몸이란 매우 정직하다는 것을 다시 한 번 깨닫곤 하였습니다.

우리 주변에는 건강해질 수 있는 수많은 방법과 지식, 연구 결과들이 넘쳐납니다. 그 중 옥석을 가릴 수 있는 방법은 박사님의 말씀대로 자신의 몸을 통해 실제 경험을 해보는 것이 가장 정확할 것입니다. 저는 박사님의 가이드라인을 따라 제 몸을 가지고 현미식물식으로 실험을 했고, 그 결과 기적과도 같은 변화를 매일매일 체험하면서 살고 있습니다. 힐링스쿨에서 보냈던 2주 동안의 경험은 앞으로의 인생에서 큰 영향을 미칠 하나의 사건이며 지금도 분명히 경험하고 있는 현재입니다. 참지식을 통해 삶의 전환점을 누릴 수 있게 해주신 황성수 박사님께 말로 다할 수 없는 감사를 느끼며, 주변 사람들도 변화된 저의 모습을 보면서 자연식물식(현미식물식)을 실천할 수 있게 되기를 소망합니다.

5장

배고픈
다이어트는
실패한다

• 먹으면서 빼야 한다 •급격한 감량은 오래 지속하기 힘들다 •급격하게
체중을 줄이면 몸에 이상이 생긴다 •위의 크기를 줄여야 한다 •세 끼 식
사를 든든하게 해야 한다 •빨리 먹으면 많이 먹게 된다 •오래 씹게 하는
음식은 무엇인가? •음식 맛이 순해야 오래 씹을 수 있다 •오래 씹는 방
법은 따로 있다 •짜게 먹으면 쉽게 비만해진다 •간식은 가려서 먹어야
한다 •외식하면 살이 찐다 •외식을 줄이는 방법은? •명절에 군살 생기
지 않게 하는 방법은? •단체회식은 어떻게 할 것인가? •술 마시면서 체
중 줄이기는 매우 힘들다 •물을 빼서 체중을 줄이는 것은 매우 위험하다
•늦게 자면 비만해질 가능성이 크다 •잠을 많이 자면 비만해진다는 소문
은 사실일까?

| 자연식물식 사례 4 |

• • •

굶고 참을 수 있는 사람은 세상에 아무도 없다. 그러므로 견딜 수 있는 정도로 먹으면서 군살을 빼야 한다.

부피가 커서 배를 채우면서도 칼로리가 적은 그런 음식을 택해야 한다.

먹으면서 빼야 한다

굶으면 체중이 가장 빨리 빠진다. 그래서 단식으로 체중을 줄이려고 시도하는 사람들이 적지 않다. 그러나 이런 방법으로는 틀림없이 실패한다. 왜냐하면 굶는 것은 한계가 있기 때문이다. 수십 일은 이를 악물고 견딜 수 있지만 그 이상 굶으면 목숨을 잃는다. 굶고 참을 수 있는 사람은 세상에 아무도 없다. 그러므로 견딜 수 있는 정도로 먹으면서 군살을 빼야 한다. 부피가 커서 배를 채우면서도 칼로리가 적은 그런 음식을 택해야 한다.

급격한 감량은 오래 지속하기 힘들다

급한 마음에 체중을 빨리 줄이기 위해서 음식을 극도로 적게 먹으면 오래 할 수 없다. 매일 조금씩, 그러나 꾸준하게 줄이면 힘들지 않고 오래 할 수 있다. 군살빼기는 장거리 경주다. 평생 해야 하므로 길게 보고 가야 한다.

급격하게 체중을 줄이면 몸에 이상이 생긴다

체중을 줄이는 과정에서 칼로리 섭취량이 적어서 생길 수 있는 문제는 곧 회복될 수 있다. 그러나 채소와 과일을 너무 적게 먹거나 안 먹으면 몸에 큰 이상이 생길 수가 있다. 왜냐하면 채소와 과일에는 비타민, 미네랄, 항산화성분, 섬유질 등이 들어 있고 이런 성분들은 매일 적당한 양을 먹어야 하기 때문이다.

채소와 과일을 먹지 않고 체중을 줄이면 탈모가 생길 수 있다. 머리카락은 단백질을 비롯한 다른 여러 가지 성분으로 이루어져 있는데, 채소나 과일에 들어 있는 성분을 먹지 않으면 머리카락이 만들어질 수 없다. 그래서 이미 만들어지고 있는 머리카락이 더 이상 자라지 못하고 탈락된다.

채소와 과일을 먹지 않고 체중을 줄이면 빈혈이 생길 수 있다. 빈혈의 원인은 여러 가지이고 그중에서도 철결핍성빈혈이 가장 흔하다. 철 섭취량이 부족하면 피가 만들어지지 않는다. 채소와 과일에는 철과 비타민C가 함께 들어 있다. 비타민C는 음식으로 먹은 철이 몸에 흡수되는데 필요하다. 만약 채소와 과일을 너무 적게 먹거나 먹지 않으면 철과 비타민C가 부족해서 철결핍성빈혈이 생길 수 있다. 곡식을 먹지 않아도 채소와 과일을 충분히 먹으면 철결핍성빈혈이 생기지 않는다.

채소와 과일을 먹지 않고 체중을 줄이면 골다공증이 생길 수 있다. 뼈를 이루고 있는 중요한 성분이 칼슘, 인, 마그네슘인데 채소와 과일에는 이 세 가지 성분이 많이 들어 있다. 특히 마그네슘은 초록색 잎채소에 많이 들어 있다.

위의 크기를 줄여야 한다

사람은 위가 차야 배부르다는 느낌을 갖게 되어 더 먹지 않는다. 위가 큰 사람은 위를 만족시키기 위해서 많은 음식을 먹어야 하므로 군살을 빼는 데 불리하다. 위의 크기를 줄이면 많이 먹지 않고도 배부르게 되므로 체중을 줄이는데 유리하다. 그러므로 군살을 줄이기 위해서는 위의 크기를 줄여야 한다.

위는 탄력성이 있어서 크기가 늘어나기도 하고 줄어들기도 한다. 음식을 많이 먹으면 위가 커지고 적게 먹으면 작아진다. 위의 크기가 변화되는 속도는 우리가 생각하는 것보다 상당히 빠르다. 병이 있어 위를 많이 잘라내면 수술 직후에는 음식을 조금만 먹어도 위가 가득 차서 충분히 먹지 못한다. 그래서 위 수술 받은 사람은 야위게 된다. 그러나 배가 불러도 조금씩 더 먹으면 위는 차차 커져서, 나중에는 다른 사람들과 같은 양을 먹을 수 있고 체중도 회복된다.

일정 기간만이라도 음식을 적게 섭취하면 위 크기가 줄었다는 것을 느낄 수 있다. 어쩌다가 전에 먹던 양을 먹으면 배가 너무 불러서 애를 먹는다.

체중을 줄이기 위해서는 부피는 크고 칼로리는 적은 음식을 먹어야 하는데, 위가 늘어나 커진 사람은 칼로리가 적은 음식이라도 위를 다 채우면 전체 칼로리 섭취량은 많아질 수밖에 없다. 그래서 체중을 줄이는 첫걸음은 위 크기를 줄이는 것이다. 적게 먹어서 위를 작게 만들어야 한다. 배가 고파도 며칠만 참으면 위는 빠르게 작아진다. 일단 위 크기가 줄어들면 음식을 많이 먹지 않아도 배가 불러 숟가락을 놓게 된다. 그렇게 될 때까지는 적게 먹고 견뎌야 한다.

세 끼 식사를 든든하게 해야 한다

하루에 세 끼를 다 먹는 것이 한두 끼만 먹는 것보다 오히려 군살을 빼는 데 더 유리하다. 이론적으로는, 한 끼를 안 먹으면 그만큼 군살이 줄어든다고 생각한다. 그러나 실제의 결과는 예상과는 많이 다르다.

하루에 한 끼를 안 먹는다면 아침을 거르는 것이 쉽다. 밤에 늦게 자는 사람들이 많은데 아침에 일찍 일어나서 아침밥을 챙겨 먹기가 힘들다. 일어나더라도 입맛이 없어서 제대로 먹지 못한다. 아침을 먹지 않으면 점심 먹기 전에 배가 고프다. 참지 못하고 간식을 먹는다면 대부분 해로운 것을 먹는다. 빵, 컵라면, 음료수, 과자 등을 먹는 경우가 많은데 이런 것들은 쉽게 군살을 만든다. 아침을 안 먹으면 점심을 많이 먹게 된다. 점심으로 먹는 것은 대부분 체중을 늘게 하는 것이다. 집밥과 다르게 사 먹는 음식은 가공식품이 많고 짜고 기름지고 조미료가 들어 있어서 많이 먹게 된다. 저녁을 먹을 때도 많이 먹게 된다. '내일 아침을 안 먹으니 많이 먹어놓자'는 보상심리가 작용한다.

이상에서 살펴본 것처럼 아침을 안 먹으면 세 끼를 챙겨 먹을 때보다 군살이 생길 가능성이 훨씬 더 커진다. 요즘은 아침을 안 먹고 출근하는 직장인들도 많고 초중고생들 중에도 빈속으로 등교하는 아이들이 많은데 과거에 비해서 비만한 직장인과 학생들이 늘고 있다.

아침을 챙겨 먹으려면 일찍 일어나야 한다. 그러기 위해서는 밤에 일찍 자야 하고 야식을 할 기회도 줄어든다. 아침을 먹으면 점심 먹을 때까지 간식을 먹을 필요도 없다. 배가 별로 고프지 않으니 점심을 많이 먹지 않아도 된다. 내일 아침에도 음식을 먹으니 저녁 먹을 때 음식을 탐하지 않는다. 무엇보다도 아침에 먹는 집밥은, 간식이나 점심으로 많이 사 먹는 음식들보다는 군살을 빼기에 좋은 것들이다.

생각과는 달리 한 끼를 안 먹는 것보다는 세 끼를 꼬박꼬박 챙겨 먹는 것이 군살을 줄이는 데 더 유리하다.

빨리 먹으면 많이 먹게 된다

음식을 먹는 속도가 체중에 영향을 미친다. 빨리 먹으면 군살이 생기고 천천히 먹으면 군살이 빠진다. 오래 씹지 않으면 빨리 먹게 되고 오래 씹으면 천천히 먹게 된다.

씹으면 침이 나온다. 사람의 입에는 귀밑샘, 턱밑샘, 혀밑샘 등 3쌍의 침샘이 있는데 그중에서도 가장 큰 것이 귀밑샘이다. 귀밑샘은 턱관절에 붙어 있어서 씹을 때 압박을 받아 입속으로 침을 내보낸다. 턱밑샘과 혀밑샘도 입에 음식이 들어 있을 동안에 침을 분비한다. 따라서 음식이 입에 오래 머물게 하고 오래 씹으면 침이 많이 분비된다. 침은 하루에 1,500ml 정도 분비된다. 작은 생수병 3병을 채울 수 있는 많은 양이다. 음식을 먹고 있지 않을 때도 침이 분비되어 입을 적셔주지만 침은 주로 음식을 먹는 중에 대량으로 분비된다. 더구나 음식을 오래 씹으면 침이 더 많이 나온다. 음식을 한입 가득 넣어서 오래 씹으면 나중에는 입에 물이 가득 고인다. 음식물에서 나온 물도 조금 있지만 대부분은 침이다. 음식을 먹기 전에 물을 마시면 음식을 많이 먹지 않아도 배가 부르다. 물로 배가 차기 때문이다. 같은 이치로 침이 많이 나오게 하면 음식을 적게 먹어도 배가 불러진다. 오래 씹으면서 천천히 먹으면 침이 많이 나오고 음식을 적게 먹게 된다. 그러나 씹지 않고 빨리 먹으면 침이 적게 나오고 음식을 많이 먹게된다.

많이 씹는 행위는 몸을 날씬하게 해줄 뿐만 아니라 치아와 턱관절을 튼튼하게 해준다.

오래 씹게 하는 음식은 무엇인가?

오래 씹기 위해서는 많이 씹을 수밖에 없는 음식을 먹어야한다. 씹을 것도 없는 음식을 먹으면서 오래 씹고 있을 수는 없다. 이런 음식은 안 씹어도 넘어가버리기 때문이다. 오래 씹기 위해서는 음식이 단단하고 질기고, 자극적이지 않아야 한다. 단단하고 질기면 삼킬 때 목에 걸린다. 삼키고 싶어도 넘어가지 않는다. 자연상태의 식물성식품은 단단하고 질긴 반면 가공식품은 부드럽다. 날것은 단단하고 질기고 익히면 부드러워진다. 단단하고 질긴 것은 섬유질이 갖고 있는 성질이다. 섬유질이 들어 있는 식품을 먹으면 오래 씹지 않을 수 없다. 현미, 채소, 과일에는 섬유질이 많이 들어 있어서 오래 씹을 수밖에 없고 많이 먹지 않아도 배부르게 한다.

음식 맛이 순해야 오래 씹을 수 있다

오래 씹으려면 음식이 자극적이지 않아야 한다. 짜거나 매운 음식은 오래 머금고 있을 수 없다. 요리할 때 소금은 적게 사용할수록 좋고, 전혀 안 쓰면 가장 좋다. 고추, 마늘, 양파, 생강 등 자극이 강한 양념채소는 조금만 쓰는 것이 좋다. 자극적인 것을 즐겨 먹던 사람은 음식이 순하면 맛이 없다고 느끼지만, 맛이 순한 음식을 연달아서 먹으면 곧 적응하게 된다.

오래 씹는 방법은 따로 있다

음식의 종류나 상태뿐만 아니라 먹는 방법에 따라서 오래 씹기도 하고 빨리 삼키기도 한다.

밥과 반찬을 따로 먹으면 오래 씹을 수 있다. 밥만 입에 넣었을 때는, 밥과 반찬을 동시에 먹었을 때보다 더 오래 씹을 수 있다. 일반적으로 반찬은 간이 되어 있어서 반찬을 먹을 때는 서둘러 삼키는 경향이 있다. 그래서 밥만 입에 넣어 씹어 삼킨 후에 반찬을 먹는 것이 좋다. 밥과 반찬을 동시에 넣어서 입안에서 비벼 먹지 않고, 그릇에서 비벼서 먹지 않는 것이 오래 씹는 비결이다.

음식을 먹을 때 맨 첫 숟가락을 곡식으로 먹으면 오래 씹는 데 도움이 된다. 밥이나 생쌀에는 소금을 첨가하지 않으므로 싱겁다. 맨 처음에 싱거운 것을 먹으면 그다음에 먹는 반찬이 싱거워도 싱거운 줄 모르고 오래 씹을 수 있다.

위와 같이 먹는 방법 두 가지를 잘 지키는 것만으로도 오래 씹을 수 있고 따라서 군살을 빼는 데 상당히 도움이 된다.

짜게 먹으면 쉽게 비만해진다

밥도둑이란 말이 있다. 짭조름한 반찬이 밥도둑이고 대표적인 것이 간장게장이다. 누가 훔쳐간 것처럼 눈 깜짝할 사이에 밥 한 그릇을 뚝딱 먹어 치우는 것을 빗댄 말이다.

음식이 짜면 빨리 삼킨다. 짠 것을 입에 오래 머금고 있을 사람이 없기 때문이다. 침이 채 섞이지 않은 상태로 삼키니 음식으로만 위를 채우게 되고 많이 먹게 된다. 싱겁게 먹는 것은 고혈압과 위암을 예방하는 데 좋을 뿐만 아니라, 날씬한 몸매를 만드는 데도 도움을 준다.

한국사람들이 흔히 먹는 짠 음식은 대단히 많다. 김치, 장아찌, 된장, 고추장, 간장, 국, 찌개, 탕, 젓갈, 국수, 라면 등 이루

셀 수도 없이 많다. 이 중에 많은 것들은 전통식품에 속한다. 전통식품이라면 다 좋은 것으로 생각하는 경향이 있으나 건강을 위해서는 멀리하는 것이 좋다.

간식은 가려서 먹어야 한다

사람이 살아가면서 간식을 먹지 않는 사람은 아무도 없을 것이다. 군살을 줄이기 위해서 간식을 먹지 말라고 해도 지키기 힘들다. 그렇다면 간식을 즐기면서 체중관리도 할 수 있는 방법은 없을까? 약간의 지식만 있으면 가능하다. 군살을 쉽게 만드는 간식을 피하고 어느 정도 먹어도 군살이 잘 생기지 않는 간식을 골라 먹으면 된다.

군살을 만드는 간식으로는 떡이나 빵과 같이 곡식으로 만든 정제식품이 있다. 또한 감자, 고구마와 같은 것들도 있다. 땅콩, 아몬드, 호두, 잣 등 견과류로 만든 것들도 있고 음료수와 같은 액체식품도 있다. 이런 것들은 맛있고, 먹기 편하고, 주위에서 쉽게 돈으로 살 수 있어서 흔히 먹는다.

떡과 빵은 같은 무게의 밥과 비슷한 칼로리를 갖고 있고, 감자는 밥의 약 1/5, 고구마는 밥의 약 1/3 정도나 되는 칼로리를 지니고 있다. 견과류는 밥의 2배에 가까운 칼로리를 갖고 있다. 떡과 빵을 먹는다면 간식이 아니라 주식으로 먹어야 한다. 물론 가루음식이므로 현미밥보다는 군살을 잘 만든다는 사실을 기억하고 있어야 한다. 감자와 고구마는 밥에 비해서 칼로리가 낮지만 과일이나 채소에 비해서는 꽤 높으므로 간식으로 먹을 것이 아니라 주식으로 먹어야 군살관리에 유리하다. 굳이 먹는다면 밥을 그만큼 줄여야 한다. 감자와 고구마는 밥과 같다는 사실을 잊어버리면 안 된다. 견과류는 고소해서 무심코 먹으면 많이 먹게 된다. 심심해서 견과류를 먹다가는 언제 군살이 생기는지도 모른다. 견과류는 군살을 빼는 데는 크게 방해가 된다는 점을 명심해야 한다.

그렇다면 먹을 수 있는 간식에는 어떤 것이 있을까? 과일과 채소는 먹어도 군살이 잘 생기지 않는다. 과일에는 당이 들어 있어서 군살을 만든다는 주장이 있으나, 부피에 비해서 칼로리가 적으므로 어느 정도 배불리 먹어도 칼로리 섭취량은 많지 않아서 간식으로 즐길 수 있다. 그러나 너무 단 과일은 칼로리가 많으므로 피해야 한다. 사과, 감, 배, 귤, 복숭아, 참외, 자두 등은 간식으로 좋다. 그러나 포도, 바나나, 망고, 파인애플 등은 먹더라도 조금만 먹고 그렇지 않으면 피하는 것이 좋다.

일반적인 과일 100g에는 평균 30~50칼로리가 들어 있어서 현미(365칼로리)에 비해서 1/12~1/7 정도밖에 되지 않는다. 단 바나나에는 80칼로리 정도 들어 있어서 다른 과일의 2배 정도 된다. 또 말린 과일은 부피에 비해서 칼로리가 높으므로 간식으로 먹으면 안 된다. 건포도, 곶감, 말린 자두, 말린 망고, 말린 살구, 말린 대추야자 등이 여기에 속한다. 건포도 100g에는 277칼로리, 곶감 100g에는 209칼로리가 들어 있어서 현미밥에 버금갈 정도로 칼로리가 많다.

채소를 간식으로 삼을 때는 뿌리채소와 열매채소가 좋다. 맛이 좋고 많이 씹어야 삼킬 수 있어서 먹다 보면 금방 배가 불러진다. 같은 무게의 현미에 비해서 오이는 1/40, 당근은 1/12 정도의 칼로리가 들어 있어서 배는 부르게 하고 칼로리 섭취량은 얼마 되지 않게 한다.

외식하면 살이 찐다

음식을 밖에서 사 먹으면 거의 틀림없이 살찐다. 살찌게 하는 음식들뿐이기 때문이다. 학교를 비롯한 단체급식, 직장에서 동료들과 함께 먹는 식사, 친구들과 같이 먹는 식사, 가족들과의 외식 등이 많을수록 비만해질 가능성은 커진다.

사 먹는 음식은 동물성식품이 많다. 동물성식품은 지방이 많아서 칼로리가 높고 섬유질이 없어서 많이 먹게 된다.

사 먹는 음식은 가공한 식물성식품도 많다. 가공한 식물성식품은 수확한 농산물을 여러 단계에 걸쳐 손을 댄 것이다. 곡식의 껍질을 벗기고, 곡식 알갱이를 가루로 만들고, 발효시키고, 액체로 만든 것들이다. 또 이 과정에서 사람들이 싫어하는 성분들을 내버리고, 좋아하는 성분들을 보태기도 한다. 가공한 식물성 식품은 부드러워서 씹지 않고도 삼킬 수 있다. 그래서 빨리 먹고 많이 먹는다. 또한 맛있어서 많이 먹는다.

사 먹는 음식은 대부분 여러 차례 요리한 것이다. 요리는 음식의 성질을 크게 바뀌게 한다. 익히고 잘게 부수고 여러 가지를 첨가하기도 한다. 식품을 익히면 부드러워져 많이 먹게 된다. 자르거나 으깨거나 액체로 만들면 많이 씹지 않아도 삼킬 수 있어서 많이 먹게 된다. 기름, 설탕을 비롯한 감미료, 소금, 향신료, 화학조미료 등을 넣어 맛있게 만들어서 음식을 많이 먹게 만든다.

음식을 돈을 주고 사 먹으면 욕심이 생긴다. 차려진 것을 다 먹든지 남기든지 지불해야 할 금액은 같다. 집에서 먹으면 먹다가 남겨도 다음에 먹을 수 있으나, 사 먹는 것은 그 자리에서 먹지 못하면 다음에 먹을 수 없다. 그래서 외식하면 과식한다.

외식을 줄이는 방법은?

외식이 늘어나는 데는 몇 가지 이유가 있다. 그 이유를 줄이면 외식을 자연스럽게 줄일 수 있다.

집에서 음식을 준비하는 일이 번거롭기 때문이다. 한 끼라도 수고하지 않고 식사를 할 수 있었으면 좋겠다고 바라는 것이 주부의 마음이다. 그러므로 외식을 줄이기 위해서는 음식을 장만하는 과정을 단순하게 만들어야 한다. 가능하면 적게 요리해서 먹는 습관이 들도록 훈련해야 한다.

첫째, 반찬의 숫자를 줄여서 주부가 힘들지 않도록 만들어 줘야 한다. 반찬 가짓수가 많아야 고른 영양을 섭취할 수 있다는 전문가의 주장은 근거가 없으므로 따르지 않아도 된다. 현미에는 단백질, 지방, 탄수화물이 알맞은 비율로 들어 있고 양도 충분하므로 동물성식품과 같은 다른 식품으로 보충할 필요가 없다. 채소 또한 여러 가지를 먹을 필요가 없다. 어느 채소나 성분이 비슷비슷해서 두세 가지만 먹으면 충분하다.

요리를 하지 않고 그냥 날것으로 먹는 것이 가장 좋다는 사실을 알면 식사를 준비하는 데 부담을 갖지 않는다.

둘째, 사 먹는 음식이 건강에 해롭다는 사실을 확실히 아는 것이다. 혀는 즐겁지만 몸은 죽을 고생을 한다는 점을 충분히 이해하면 외식하고 싶은 욕구가 줄어들게 된다. 동물성식품이 얼마나 해로우며, 달고 짠 것이 얼마나 몸을 괴롭히는지, 식품첨가제가 얼마나 몸을 상하게 하는지에 대해서 제대로 안다면 외식을 줄이는 데 크게 도움이 된다.

외식을 서서히 줄여서 자극적인 음식을 덜 먹게 되면 몸의 민감성이 회복되어 사 먹는 음식이 얼마나 몸에 자극적인가를 알게 된다. 이런 단계가 되면 적극적으로 외식을 피하게 된다.

셋째, 요리기술을 배우는 것도 외식을 줄이는 데 도움이 된다. 사 먹는 음식은 집에서 만들어 먹는 것에 비해서 더 맛있다고 느껴진다. 그래서 그 맛을 보기 위해서 외식을 하기도 한다. 그러므로 집에서도 맛있는 음식을 만들어서 먹는다면 외식을 줄일 수 있다. 청소년들은 외국음식을 좋아한다. 그래서 양식을 비롯한 외국음식 요리를 할 수 있는 간단한 기술을 배우는 것이 좋다.

명절에 군살 생기지 않게 하는 방법은?

명절에는 살찌게 하는 음식을 많이 먹는다. 그래서 명절 후에 체중이 느는 사람들이 많다. 동물성식품은 말할 것도 없이 피해야 한다. 밥은 아니지만 밥과 비슷한 칼로리를 갖고 있는 식품을 적게 먹어야 한다. 떡, 잡채, 전, 만두, 약밥 등은 모두 곡식으로 만들기 때문에 밥 대신에 먹어야 한다. 이런 것들을 먹고 싶다면 밥 대신 끼니 삼아 조금만 먹어야 한다. 밥도 먹고 이런 것들도 먹으면 살찔 수밖에 없다.

단체회식은 어떻게 할 것인가?

직장인들은 자주 단체회식을 하는데 이때 먹는 것은 대부분 살찌게 하는 음식들이다. 이런 경우에 살찌지 않게 하는 데 도움이 되는 몇 가지 요령을 살펴보자.

음식을 먹기 전에 미리 과일, 토마토, 오이, 당근 등을 먹는다. 이런 것들로 배를 채워놓으면 음식을 적게 먹게 되므로 체중을 줄이는 데 도움이 된다.

식사 전과 식사 도중에 자주 물을 마시면 음식을 적게 먹게 된다. 물로 배를 채우는 것이다.

동물성식품을 좋아하지 않는 사람들과 한 테이블에 앉는다. 자신들이 이런 식품들을 즐겨 먹지 않으므로 같은 자리에 앉아 있는 남에게 권하지 않는다. 해로운 음식을 먹지 않아도 눈치보이지 않기 때문에 마음 편하게 먹을 수 있다.

그 밖에 자신만의 방법들을 찾아서 활용하면 단체회식을 하면서도 체중관리를 할 수 있다.

술 마시면서 체중 줄이기는 매우 힘들다

술은 3가지 성분으로 이루어져 있다. 알코올, 물, 기타 성분들이다. 술이 종류에 따라서 색과 향과 맛이 다른 것은 기타 성분이 다르기 때문이다.

알코올은 칼로리가 있는 성분이다. 1g당 7칼로리를 낸다. 술의 도수가 높을수록 알코올의 양이 많고 따라서 그 술의 칼로리도 높다. 맥주의 알코올 함량은 4%인데 종이컵 가득하게 한 잔(150ml)을 마시면 42칼로리를 섭취하게 된다. 이는 현미(생쌀) 한 컵(548칼로리)의 8%에 해당하는 칼로리다. 맥주를 종이컵으로 12잔을 마시면 현미밥 한 끼를 먹는 셈이다.

술안주에 칼로리가 많다. 보통 먹는 안주는 동물성식품이거나 가공한 식물성식품이다. 안주의 양이 한 끼 식사가 될 만한 경우도 있다.

술 마실 때 밥은 밥대로 따로 먹는 경우가 흔하다. 술의 칼로리와 밥의 칼로리가 합쳐지면 상당한 양이 된다.

술을 좋아하는 사람들은 대부분 배가 나왔다. 흔히들 술배라고 부른다.

물을 빼서 체중을 줄이는 것은 매우 위험하다

사람의 몸에서 무게를 크게 차지하고 쉽게 변할 수 있는 것은 수분, 근육, 비곗살 등 세 가지다. 이 중에서 근육량은 운동량에 따라 커지기도 하고 작아지기도 하고, 비곗살은 먹은 음식의 양에 따라서 많아지기도 하고 적어지기도 한다. 수분의 양은 여러 가지 변수에 의해서 달라진다. 근육과 비곗살은 조금 많거나 적어도 바로 큰 문제가 발생하지 않으나 수분이 부족하면 곧 심각한 이상이 생길 수 있어서 주의가 필요하다.

몸의 수분은 땀의 양에 따라 달라진다. 여름에는 땀이 많이 나고 겨울에는 땀이 적게 난다. 그래서 여름에는 물을 자주 마셔야 하고 겨울에는 조금 적게 마셔도 된다.

몸의 수분은 운동을 하면 줄어든다. 운동하면 땀도 나고 호흡도 빨라져서 수분 손실이 많아진다.

계절에 따른 땀의 양은 자신이 어떻게 조절할 수 있는 것이 아니다. 운동 또한 땀이 나도 반드시 해야 하는 것이다. 그러나 굳이 하지 않아도 되는 행위로 몸의 수분을 크게 감소시키는 것은 위험하다. 따라서 적극적으로 피해야 한다. 사우나, 족욕, 반신욕 등은 생각보다 훨씬 더 많은 양의 땀이 빠지므로 하지 말아야 한다. 꼭 하고 싶다면 물을 충분히 마시면서 해야 한다. 물 보충을 하지 않으면 생명을 잃을 수도 있다.

몸속의 수분이 줄어들면 혈액이 끈끈해지고 응고될 가능성이 높아진다. 혈액이 동맥 안에서 응고되면 동맥을 막아버려 혈액공급이 중단된다. 뇌에 혈액공급이 중단되면 사망할 수 있고 심장에 혈액공급이 안 되면 갑자가 심장이 멎는다. 근래 심장동맥이 막히는 심근경색이 많아지고 있어 주의가 필요하다. 이름만 대면 누구나 알 수 있는 연예인이 사우나 후에 심근경색으로 사망한 적도 있다.

몸의 물을 빼서 체중을 줄이려고 하는 것은 매우 어리석은 행위다. 빼야 할 대상은 물이 아니라 비곗살이다.

늦게 자면 비만해질 가능성이 크다

요즘 늦게 자는 사람들이 많다. 이런 경향과 더불어 비만한 사람들이 늘어나고 있다. 잠과 비만은 상당한 연관이 있기 때문이다. 늦게 자면 자기 전에 배가 고프다. 이때 참고 잠자리에 들면 별 문제 없지만, 음식을 먹고 자면 여러 가지 문제가 잇따라 일어난다.

밤늦게 먹는 음식은 대부분 해로운 것들이다. 배달시켜서 먹거나 냉장고에 보관하고 있는 즉석식품을 간단하게 요리해서 먹기 때문이다. 대부분 동물성식품이거나 가공한 식물성식품이다. 이미 살펴보았듯이 동물성식품과 가공한 식물성식품은 군살을 만든다.

밤늦게 자면 아침에 늦잠을 자게 되고 입맛도 없어서 아침밥을 먹지 않게 된다. 점심때가 되기 전에 배가 고파 간식을 먹게 되는데 이때 먹는 것들은 대부분 패스트푸드로 군살이 생기게 하는 것들이다. 간식을 먹지 않은 경우에는 점심을 많이 먹게 된다. 만약 사 먹는 점심이라면 대부분 군살을 만드는 것들이다.

나쁜 잠습관이 비만을 만든다. 나쁜 잠습관이 건강을 해치는데 나쁜 식습관까지 겹치면 그 결과는 더 심각하다.

잠을 많이 자서 비만해졌다는 말은 얼핏 들으면 그럴듯하다. 깨어 있으면 활동을 하게 되고 그만큼 칼로리 소비가 많아지기 때문에 그렇게 생각할 수밖에 없다. 그러나 활동하는 데는 칼로리가 생각만큼 많이 소비되지 않는다. 칼로리 소비량은 깨어 있을 때나 활동할 때나 큰 차이가 없다. 심장박동, 호흡, 체온유지 등으로 소비되는 칼로리가 전체 칼로리 소비량의 70% 정도를 차지하는데, 이런 활동은 잘 때나 깨어 있을 때나 동일하기 때문이다. 물론 잠잘 때는 심장박동수, 호흡, 체온이 감소하므로 이런 것들을 통한 칼로리 소비가 낮에 활동할 때보다는 조금 줄어들기는 하지만 큰 차이는 없다.

잠을 많이 자는 것은 건강에 도움이 되므로 잠을 많이 자는 것을 권장한다. 잠을 충분히 자려면 밤에 일찍 잠자리에 들어야 하는데 이것은 식습관을 좋게 하는 데도 크게 도움이 된다.

잠을 충분히 자면 다음 날 활기차게 활동을 할 수 있어서 건강뿐만 아니라 삶의 질도 향상된다.

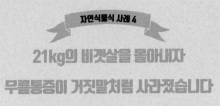

21kg의 비곗살을 몰아내자
무릎통증이 거짓말처럼 사라졌습니다

71kg→50kg, 21kg 감량 (신명자, 68세, 경기 안양)

어느 날 캐나다에 살고 계신 오빠가 한국에 오셨습니다. 전라도 진안에 있는 '황성수 박사의 힐링스쿨'로 혈압을 치료하러 가신다고 했습니다. 멀고 먼 캐나다에서 왜 그곳까지 가야 하는지 의아스러운 생각이 들었습니다.

2주 후에 오빠가 돌아오셨습니다. 그날 온 가족을 불러 모으셨습니다. 우리 형제 모두는 힐링스쿨에 대한 설명을 듣게 되었습니다. 우리 형제 육 남매 모두가 그곳을 다녀와야 한다고 하시면서 제 남편에게는 '그곳에 안 가면 일찍 죽는다'고까지 말했습니다. 제 남편은 키173cm, 몸무게 91kg에다 당뇨병과 심근경색과 고혈압과 우울증까지, 그야말로 걸어 다니는 종합병원이었습니다. 저는 정신이 번쩍 들었습니다. 저 또한 키 155cm, 몸무게 71kg으로 비만이었습니다. 당연히 당뇨병, 고혈압, 삼차신경통, 무릎통증이 심했습니다. 우리 부부는 곧바로 힐링스쿨에 입학해서 박사님의 강의를 들었고 식생활에 대하여 많은 것을 배우게 되었습니다.

60년 넘게 살면서 너무 무지하게 살았다는 깨달음이 왔습니다. 박사님의 강의는 내 일생의 전환점을 맞게 해주었습니다. 2주 동안 각종 식물식과 관련된 책을 읽으면서 식생활에 대한 모든 생각을 바꾸게 되었습니다. 현미와 채소와 과일을 먹는 자연식물식(현미식물식)이 우리 몸의 혈관과 혈액을 깨끗하게 해준다는 기본적인 원칙을 깨달았습니다.

모든 만성질환은 비만으로부터 시작된다는 것을 배웠고, 체중을 표준체중으로 유지하면 많은 질병을 예방하고 치료도 할 수 있다는 사실 또한 알게 되었습니다. 비만이 만병의 뿌리이며, 비만의 원인은 몸이 소비하는 양보다 많이 먹는 것이라는 사실도 깊이 깨닫게 되었습니다.

힐링스쿨에 입학한 2주 동안 체중을 6.1kg 감량하였고 그 후 3개월 동안 모두 합쳐 무려 21kg의 비곗살이 몸에서 빠져나갔습니다. 살이 빠지자 몸에 달고 살았던 질병도 함께 떠나갔습니다. 앉았다가 일어날 때 너무 힘들었고 10분도 걷지 못하게 했던 무릎통증이 살이 빠지면서 사라졌습니다. 고혈압약도 끊었고 어느새 머리가 맑아지면서 삼차신경통도 씻은 듯이 사라졌습니다. 심하게 다리에 쥐가 났었는데 사라졌으며, 혈당은 80-90 정도로 정상이 되었습니다. 남편 또한 91kg에서 80kg으로 11kg 감량하여 건강한 삶을 누리고 있습니다.

그동안 저는 뚱뚱한 것이 나의 체질이려니 하고 체념하고 살았습니다. 살아오면서 여러 번 다이어트도 해보았습니다. 굶으면서 주사요법도 시도해보았지만 요요현상으로 매번 실패했습니다. 황 박사님의 지도에 따라 굶지 않는 현미식물식을 실천하면서 날씬하고 건강한 지금의 모습으로 다시 태어나게 된 것입니다.

힐링스쿨을 졸업한 지 벌써 1년이 지났습니다. 사람들은 제게 '요요현상 없이 어떻게 그렇게 날씬한 상태를 유지하느냐'고 묻곤 합니다. 대답은 당연히 현미식물식입니다. 요즘도 뚱뚱한 사람을 보면 안타까워서 힐링스쿨을 소개하고 있습니다. 제 친구와 친구의 딸, 우리 교회 집사님도 힐링스쿨을 졸업하게 했습니다. 우리 형제도 세 가정 모두 힐링스쿨을 졸업했습니다. 다녀온 분들은 모두 합창하듯이 나에게 '그렇게 좋은 곳을 소개해주어서 고맙다'고 말합니다. 황 박사님과 자연식물식(현미식물식)을 통해서 행복한 삶을 누리고 있습니다.

6장

운동으로
살을 빼기는
힘들다

열심히 운동을 하면 군살을 뺄 수 있을까? •운동과 관련된 혈당과 비곗살의 관계 •운동은 체중 줄이기에 효과가 없다 •비만한 상태에서 운동하면 안 된다 •운동 부족 때문이 아니라 많이 먹어서 찐다 •운동의 목적은 다른 데 있다 •배가 고플 때 어떻게 하면 좋을까? •군살은 배가 고플 때 빠진다

• • •

운동을 해서 군살을 빼려는 시도는 대부분 실패한다. 비만은 해로운 음식을 먹어서 생긴 질병이지 운동을 하지 않아서 생긴 질병이 아니다.

열심히 운동을 하면 군살을 뺄 수 있을까?

힘든 운동을 장시간 하면 체중이 줄어든다. 그러나 그렇게 하기는 무척 힘들어서 얼마 못 가 그만두게 된다. 사람은 누구나 편해지고 싶어 하기 때문이다. 잠시 힘들게, 그것도 간혹 운동을 할 수는 있어도 반복해서 그렇게 하기는 어렵다. 마음을 단단히 먹고 계속하는 사람들도 더러 있지만 대부분의 사람들은 중간에 포기한다.

운동한 후 바로 체중을 재보면 체중이 감소해 있다. 운동으로 땀이 빠졌기 때문이다. 갈증이 생기면 물을 먹게 마련이어서 체중을 잰 후에 물을 마시면 원래의 몸무게로 되돌아간다. 운동 후 땀이 빠져서 체중이 줄어드는 것을, 비계가 줄어들었다고 착각하지 말아야 한다.

운동과 관련된 혈당과 비곗살의 관계

음식을 먹으면 그 중의 탄수화물은 바로 혈당(혈액 포도당)이 되고, 지방과 단백질은 필요할 경우에 몇 단계를 거쳐서 혈당이 된다. 혈당은 활동에 쓰여지는데, 소비되고 남은 것은 중성지방 즉 비곗살이 된다. 쌀로 만든 밥을 많이 먹으면 비곗살이 많아진다. 운동을 하면 혈당이 소비된다. 만약 음식을 먹지 않거나 적게 먹고 운동을 하면 어떻게 될까? 다음의 2가지 변화가 일어난다.

첫째, 적게 먹고 운동을 하면 비곗살은 작은 분자의 지방인 지방산으로 변한다. 그리고 근육이 이 지방산을 소비한다. 그래서 운동을 많이 하면 군살이 줄어든다.

둘째, 적게 먹고 운동을 하면 근육의 단백질이 분해되어 여러 종류의 아미노산으로 변한다. 이 아미노산들 중의 어떤 것들이 여러 단계를 거쳐서 포도당이 되고 뇌와 적혈구가 이를 소비한다. 그러나 적절한 양만큼의 음식을 먹으면, 즉 소비하는 양만큼만 음식을 먹으면 비곗살과 근육은 줄어들지 않고 그대로 유지

된다.

그러나 위와 같은 자세한 설명은 복잡해서 일반인들이 이해하기 힘들고 오히려 헷갈리게 할 수도 있으므로 단순하게 설명할 필요가 있다. 쉽게 말하면, 음식을 적게 먹고 운동을 하면 비곗살이 혈당으로 변한다. 비곗살은 줄어들지만 혈당은 유지된다. 혈당이 유지되면 살아가는 데 아무 문제가 생기지 않는다.

운동은 체중 줄이기에 효과가 없다

체중을 줄이기 위해서는 운동을 해야 한다는 말은 상식이 되어 있다. 그러나 운동을 해보면 체중이 쉽게 줄어들지 않는다는 사실을 알 수 있다. 사실인 것 같은데 사실이 아닌 것들이 있는데 바로 이 경우에 해당한다. 운동으로 군살이 쉽게 줄어들지 않는 이유를 살펴보면 다음과 같다.

(1) 몸은 적은 칼로리로 많은 활동을 할 수 있다. 이 말은 운동을 많이 해도 비곗살은 조금밖에 줄어들지 않는다는 말이다. 비유컨대 몸은 연비가 매우 높은 자동차와 같다. 연비가 높은 자동차는 적은 양의 연료로 먼 길을 달릴 수 있다. 탱크에 넘치도록 가득 찬 연료를 차를 운행해서 없애려 해도 잘 줄어들지 않는다. 사람의 몸도 마찬가지다. 필요 이상의 살을 운동을 해서 없애려고 해도 잘 줄어들지 않는다.

(2) 운동은 힘이 들어 평생 지속하기 힘들다. 체중관리는 평생을 해야 하는 것인데 운동은 평생을 할 수 없으므로 이 방법으로는 안 된다. 사람들은 운동을 싫어하는 성향을 갖고 있어서 운동을 오래 할 수 없다. 몸이 아프거나 나이가 많아지면 운동하기 힘들다. 날씨가 좋지 않아도 운동을 할 수 없다. 실내운동을 하면 되지만 바깥에서 하는 운동이 더 많기 때문이다.

(3) 운동을 하고 나면 배가 고파 음식을 많이 먹게 된다. 운동으로 뺀 것은 얼마 안 되고, 먹는 것은 많이 먹을 수밖에 없어서 몸무게를 줄이기가 힘들다.

운동을 해서 군살을 빼려는 시도는 대부분 실패한다. 비만은 해로운 음식을 먹어서 생긴 질병이지 운동을 하지 않아서 생긴 질병이 아니다.

비만한 상태에서 운동하면 안 된다

관절에는 연골이 있다. 연골은 몸무게에 비례해서 압력을 받기 때문에 몸이 무거우면 빨리 닳고 가벼우면 잘 닳지 않는다. 연골이 닳으면 퇴행성관절염으로 이어진다.

관절에는 인대가 있다. 인대는 관절이 이탈하지 않게 고정하는 장치다. 자세가 바르지 않으면 인대가 찢어질 수 있는데, 몸이 무거우면 상하게 되는 정도가 더 심해신다. 무거운 몸으로 운동하면 인대가 상할 가능성이 커진다.

이상과 같이 운동을 해서 체중을 줄이려는 것은 얻는 것보다 잃는 것이 더 많다. 체중을 줄여놓고 운동을 해야 한다. 순서를 반대로 하면 몸만 많이 상하고 효과는 없다.

운동 부족 때문이 아니라 많이 먹어서 찐다

비만한 사람들 중 많은 사람들이 비만의 원인을 운동 부족이라고 생각한다. 전혀 근거 없는 것은 아니지만 올바른 판단은 아니다. 위에서 살펴본 것처럼 운동으로는 군살이 거의 줄어들지 않기 때문에 운동을 하지 않아서 비만해진 것은 아니다.

비만의 원인을 정확하게 아는 것이 중요한 이유는, 원인을 바로 알아야 바른 해결책을 찾을 수 있기 때문이다. 비만의 원인을 운동 부족으로 알면 운동을 하려고 할 것이고, 해로운 음식을 먹은 것이 원인이라고 알면 식습관을 고치려고 할 것이기 때문이다. 비만의 원인은 운동 부족이 아니라 먹지 않아야 할 음식을 먹었기 때문이다.

운동의 목적은 다른 데 있다

운동으로 비만을 고치기는 매우 힘들다. 그러나 운동은 반드시 해야 한다. 운동은 다른 많은 장점이 있기 때문이다.

(1) 운동은 근력을 키우거나 유지하기 위해서 필요하다. 사람은 동물, 즉 움직이는 존재다. 움직이기 힘들면 많은 문제가 발생한다. 움직이는 것은 근육이 하는 일이기 때문에 근육량이 어느 정도 되어야 한다. 근육을 키우기 위해서는 반드시 운동을 해야 한다.

(2) 운동은 심장과 호흡근육을 강화한다. 심장은 근육으로 이루어진 장기이며, 횡격막과 갈비뼈 사이의 근육에 의해서 호흡이 이루어진다. 심장과 호흡근육이 원활해야 몸에 산소를 충분히 공급할 수 있다. 산소공급이 모자라면 숨이 찬다.

(3) 운동은 관절을 유연하게 유지하기 위해서 필요하다. 관절은 움직이지 않으면 굳어지는 성질을 갖고 있다. 관절의 유연성이 떨어지면 활동이 제한되고 통증을 일으킬 수 있다.

(4) 운동은 뼈밀도를 유지하는 데 필요하다. 체중을 실어서 하는 운동은 뼈를 다져줘서 단단하게 만든다. 뼈밀도가 떨어지면 골다공증이 된다. 다치기라도 해서 골절이 되면 움직이는 것이 불가능하다.

(5) 운동은 균형감각을 유지하는 데 필요하다. 균형감감이 떨어지면 움직이는 것을 겁내게 되고, 그 결과 운동량이 감소하면 여러 가지 문제를 불러온다. 또 넘어지기라도 하면 다치게 된다.

(6) 운동은 스트레스를 해소하는 데 크게 도움이 된다. 운

동하고 나면 기분이 좋은 것은 이 때문이다.

(7) 운동은 잠을 잘 자게 한다. 운동하면 건강한 피로감을 느끼게 되고 단잠을 잘 수 있다. 잠을 못 자면 여러 가지 문제가 잇따른다.

(8) 운동은 장운동을 원활하게 해준다. 장운동이 활발하지 않으면 변비가 생기고 여러 가지 문제가 따라올 수 있다.

(9) 운동은 통증을 감소시켜주는 효과가 있다. 허리통증, 목통증, 무릎통증 등이 있을 때 적당하게 운동하고 나면 통증이 줄어든다. 통증이 줄어들면 삶의 질이 올라간다.

운동으로 군살을 줄일 수는 없어도 운동은 꼭 해야 한다.

배가 고플 때 어떻게 하면 좋을까?

배고픈 느낌은 혈당이 내려갔기 때문이다. 혈당이 떨어지면 몸은 혈당을 다시 올리기 시작한다. 혈당을 상승시키는 여러 가지 호르몬을 분비한다. 시간이 지나 혈당이 올라가면 배고픈 느낌은 사라진다. 배고픈 느낌이 들고 난 후 혈당이 다시 올라갈 때까지 30분 정도만 지나면 괜찮아진다. 이런 현상을 경험해본 사람들이 많을 것이다. 직장인이 퇴근시간이 되었으나 일거리가 조금 남아 있는데 배가 고픈 경우가 있다. 저녁을 사 먹고 일을 하자니 싫고, 그냥 일하자니 배가 고프다. 이때 잠깐만 일에 집중해보자. 그러면 배고픈 느낌이 크게 줄어든다. 퇴근하여 집에서 밥을 먹을 때까지 배고파 힘들지는 않다. 체중을 줄이기 위해서 음식을 적게 먹을 때도, 배가 고플 때 조금만 참으면 견딜 만한 상태가 된다. 배고플 때는 어떤 것에 몰두하고 집중하면 견디기 쉽다. 배고픈 순간을 넘기지 못하면 군살을 빼는 것을 포기해야 한다.

군살은 배가 고플 때 빠진다

혈당이 내려가면 배가 고프고 이때부터 비곗살이 빠지기 시작한다. 혈당이 내려가지 않으면 비곗살은 줄어들지 않는다. 장기나 조직들이 활동하는 데 필요한 양식이 되는 혈당이 줄어들면 비축해놓았던 양식인 비곗살을 사용한다. 혈당이 내려가지 않은 상태에서는, 장기나 조직들이 혈당을 소비할 뿐, 비곗살을 소비하지는 않는다.

배가 고플 때는 군살이 빠지는 시간이라고 긍정적으로 생각하면 견디기 쉽다. 군살을 빼고 싶은 사람은, 감사한 마음으로 배가 고프기를 기다리는 자세가 필요하다. 배가 고프지 않으면 군살이 빠지지 않는다.

Whole-Food Plant-Based Diet

7장

다이어트
헛소문을
믿지 마라

• 비만과 관련된 4가지 헛소문 •뼈가 굵어서 몸무게가 많이 나간다? •
근육이 많아서 체중이 많이 나간다? •체중을 줄이면 골다공증이 생긴다?
• 요요(Yo-yo)현상은 왜 생기나? •식욕억제제를 쓰면 많은 희생이 뒤
따른다 •식사일지가 큰 도움이 된다 •체중을 줄이는 과정에서 잠시 생길
수 있는 증상들 •고혈압이나 당뇨병이 있을 때 어떻게 체중을 줄이나? •
살이 빠질 때 얼굴부터 표가 나는 이유는? •군살이 빠져 생긴 주름은 어
떻게 하나? •비만치료 성공의 3대 원칙 •비만치료는 장거리 경주다 •
남들과 어울리면서 군살을 빼는 방법은? •스트레스가 비만의 원인일까?
• 다이어트에 한혈이 좋을까? •지방흡입술은 어떨까? •위절제술은 어
떨까? •효도와 자식사랑을 음식으로 하지 말자 •임신 중, 또는 산후조
리 기간의 비만은 어떻게 해야 하나? •담배를 끊으면 체중이 늘어난다?
• 허리 진동벨트로 뱃살이 빠질까? •스테로이드제는 살을 찌게 한다 •
비곗살도 빠지고 근육도 빠진다면?

| 자연식물식 사례 5 |

• • •

요요현상이 생기는 이유는 지속가능하지 않은 방법으로 체중을 줄였기 때문이다. 짧은 기간에 이를 악물

고 참으면서 군살을 빼면 오래 지속할 수 없다. 이런 노력을 중단하고 예전처럼 먹으면 곧바로 살이 찌기

때문이다.

비만과 관련된 4가지 헛소문

비만과 관련된 근거 없는 소문들이 많다. 많은 사람들이 제대로 판단하지 못하여 따라 하다가 많은 문제를 불러들인다. 조금만 생각해보면 금방 알 수 있는 것들인데 아무런 의심도 없이 헛소문을 받아들인다. 여러 가지 소문들 중에서 흔히 듣게 되는 4가지에 대해서 정리해본다.

첫째, 물만 먹어도 살이 찐다?

살찌는 것은 몸에 비계가 많아지기 때문이다. 마시는 물이 비계가 되지는 않는다. 음식을 많이 먹었다는 것을 감추기 위해서 물을 내세우는 것이다. 물 마시는 것은 이상한 것으로 생각하지 않으나, 음식을 많이 먹는 것은 좋지 않다는 것을 누구나 알기 때문에, 물에다가 책임을 돌리는 경향이 있다. 물을 많이 마시면 오줌으로 빠져나가지 비계로 변하는 것은 아니다.

둘째, 부었다가 살이 된다?

붓는 것은 몸에 물이 많아졌기 때문이다. 짜게 먹거나 어떤 병이 있으면 몸에 물이 많아질 수 있다. 많아진 물은 싱겁게 먹거나 병이 나으면 몸에서 빠져나간다. 물이 비계가 되지는 않는다. 음식을 많이 먹은 것을 인정하지 않고 물에게 핑계를 댄 것이다.

셋째, 나이가 들면 누구나 군살이 생긴다?

중년 이후가 되면 체중이 느는 경우가 흔하다. 그렇다고 나이가 많아지면 누구나 그렇게 될 수밖에 없는 것은 아니다. 체중 관리를 잘하는 사람은 나이가 들어도 날씬한 몸매를 유지한다. 나이가 들면 체중이 느는 이유는 다음과 같다.

나이가 들면 칼로리 소비량이 줄어든다. 호흡, 심장박동, 열 생산과 같은 소비에너지가 감소한다. 나이가 들면 육체활동도 감소한다. 에너지 소비량은 줄어드는 반면 먹는 양은 비슷하거나 오히려 더 늘어난다. 식사모임이 많아지고 대접받을 기회도 늘어난다. 더 많이 먹고 더 적게 소비하면 남는 것은 비계로 축적될 수밖에 없다. 나이가 들어 체중이 늘어나는 것은, 몸이 바뀌어서

가 아니라 소비량에 비해서 너무 많이 먹기 때문이다.

넷째, 잠을 많이 자서 살이 찐다?

잠을 자면 에너지 소비가 적고, 활동을 하면 에너지 소비가 많을 것이라고 생각하기 쉽다. 그러나 아무것도 안 하고 가만히 있는 시간이나 활동을 하는 시간이나 소비되는 에너지의 양은 큰 차이가 없다. 왜냐하면 호흡, 심장박동, 열(체온)생산 등 기본적으로 소비되는 양이 전체 소비량의 70%를 차지하기 때문이다. 활동으로 소비되는 양은 생각보다 적고 기본소비량은 생각보다 훨씬 더 많다.

활동을 하지 않고 잠을 많이 자기 때문에 체중이 줄지 않는 것은 아니다. 자신이 의식하지 못하면서 음식을 많이 먹었기 때문에 체중이 증가한다.

뼈가 굵어서 몸무게가 많이 나간다?

사람의 몸에는 200여 개의 뼈가 있고 모든 뼈를 합쳐도 그 무게는 몸무게의 18퍼센트를 넘지 않는다.

체중 60kg인 사람은 10.8kg이 뼈의 무게다. 사람 몸은 매우 똑똑해서 쓸데없이 뼈만 굵게 만들지 않는다. 건물을 지을 때 건물의 높이에 따라서 기둥의 굵기를 정한다. 단층건물을 지을 때는, 여러 층 건물을 지을 때처럼 굵은 기둥을 만들지 않는다. 사람의 몸도 마찬가지다. 사람의 키에 따라서 뼈대의 굵기가 정해지는 것이지, 키는 크지 않은데 뼈대만 굵지는 않다. 많이 양보해서 다른 사람보다 뼈대가 굵다고 쳐서 10%가 더 많다고 봐도 약 1kg 정도가 넘을 뿐이다. 뼈대가 굵어서 체중이 많이 나간다는 주장은 근거가 없다.

근육이 많아서 체중이 많이 나간다?

군살이 많아서 체중이 많은 것을 변명하여, 근육이 많아서 그렇다고 우기는 사람들이 있다. 근육이 약간 더 많다면 오히려 더 나을지도 모른다. 그러나 운동을 전문으로 하거나 일부러 근육을 키우는 사람이 아니라면 근육이 많을 수 없고 많을 필요도 없다. 근육은 몸을 움직이고 일을 하는 데 필요한데, 몸이 적당하게 가볍다면 굳이 많은 근육이 필요하지 않기 때문이다.

운동을 직업으로 삼고 있는 사람을 예로 들어서 설명하면 쉽게 이해가 될 것이다. 우리나라 수영계를 대표하는 박태환 선수는 키 183cm에 몸무게는 76kg이다. 키 183에 해당하는 표준체중(83 × 0.85)은 70.6kg이다. 박태환 선수는 근육이 많다는 것을 한눈에 알아볼 수 있는 정도인데도 표준체중에서 5.4kg 정도만 초과했을 뿐이다. 보통 사람들은 박태환 선수보다 근육량이 적은 것이 일반적이다. 근육량이 많은 사람이라도 박태환 선수 이상

되지 않는다면, 근육이 많아서 체중이 많이 나간다는 말은 설득력이 없다.

체중을 줄이면 골다공증이 생긴다?

골밀도가 감소하면 골다공증이 된다. 골밀도는 여러 가지 요인에 의해 영향을 받는다. 음식, 운동, 호르몬, 약물, 체중 등이 골밀도에 영향을 미친다. 그러므로 뼈를 야물게 하려면 뼈에 좋은 음식을 먹고 적당하게 운동을 하고 알맞은 체중을 유지하면서 뼈를 약하게 하는 약을 쓰지 않아야 한다.

'체중을 줄이면 골다공증이 생긴다'는 소문의 내용은 다음과 같다. 어떤 연구자가 과체중인 사람들과 적당하게 야윈 사람들의 골밀도를 조사해 보았더니 과체중인 사람들의 골밀도가 더 높았다는 것이다. 골밀도는 체중의 영향을 받는다. 뼈는 몸을 받치고 있는 기둥과 같아서 몸이 무거우면 뼈가 무게를 지탱하기 위해서 스스로 단단하게 만든다. 반대로 체중이 가벼우면 굳이 뼈가 단단하지 않아도 몸을 지탱할 수 있기 때문에 스스로 적당한 골밀도가 되게 낮춘다.

골밀도만 보면 비만한 사람이 적정체중의 사람보다 더 높다. 그러나 비만은 만병의 뿌리로 중한 병으로 생각해야 한다. 골밀도를 높이기 위해서 과체중이 더 좋다는 것은, 하나는 알고 다른 하나는 모르는 어리석은 생각이다. 몸이 무거운 사람은 넘어지거나 떨어질 때 몸무게 때문에 뼈가 잘 부러지나, 몸이 가벼운 사람은 잘 부러지지 않는다. 골밀도는 체중과 상대적으로 생각해야지 절대적인 수치로 비교해서는 안 된다.

요요(Yo-yo)현상은 왜 생기나?

요요는 2개의 원반이 축으로 연결된 것에 줄이 달려 있는 장난감이다. 줄을 잡고 던지면 멀리 갔다가 줄을 따라 다시 원래의 자리로 되돌아온다. 체중이 줄었다가 다시 원래의 무게로 되돌아오는 현상이 마치 요요와 같아서 요요현상이라고 부른다.

체중을 줄이기는 그리 어렵지 않다. 그러나 줄인 체중을 유지하는 것은 결코 쉽지 않다. 곧바로 원래의 체중으로 되돌아오거나, 오히려 줄이기 전보다 더 살이 찌는 경우가 흔하다.

요요현상이 생기는 이유는 지속 가능하지 않은 방법으로 체중을 줄였기 때문이다. 짧은 기간에 이를 악물고 참으면서 군살을 빼면 오래 지속할 수 없다. 이런 노력을 중단하고 예전처럼 먹으면 곧바로 살이 찌기 때문이다. 군살을 빼서 유지하기 위해서는 지속 가능한 방법이어야 한다.

식욕억제제를 쓰면 많은 희생이 뒤따른다

체중을 줄이기는 무척 어렵다. 여러 번 시도해보지만 번번이 실패한다. 그래서 약의 도움을 받아서라도 군살을 빼려는 생각을 하기도 한다.

그런데 식욕은 억제할 대상일까? 강한 식욕이 자신을 괴롭히는 것일까? 왕성한 식욕을 건강을 위해서 잘 활용할 수는 없을까? 사람의 식욕은 매우 강력해서 음식을 두고도 식욕이 없어서 굶어 죽는 경우는 없어야 하기에 본능적으로 그렇게 강하게 되어 있다. 이것은 생존을 위한 안전장치다. 이렇게 강한 식욕을 몸에 유익하게 활용하는 방법이 있다. 몸에는 좋으나 맛이 별로 없는 식품을 먹는 데 사용하면 된다. 몸에 좋은 식품은 대부분 거칠고 맛이 없고 오래 씹어야 삼킬 수 있는 단단한 식품들이다. 이런 것들을 강한 식욕을 이용하여 먹으면 식욕도 충족되고 건강에도 좋다.

부작용이 없는 약은 없다. 식욕억제제도 마찬가지다. 식욕억제제를 평생 먹을 수는 없다. 사람은 평생 음식을 먹어야 하기 때문에 식욕을 약으로 억제하려면 약도 평생 먹어야 한다. 이 얼마나 이상한 일인가.

약으로 식욕을 억제해서 군살을 빼는 것은 많은 희생을 치러야 한다. 강한 식욕은 원수가 아니고 나를 도와주는 친구다. 병주고 약 주는 우스꽝스러운 일일랑 하지 말아야 한다.

식사일지가 큰 도움이 된다

식사일지를 적어보면 체중을 줄이는 데 크게 도움이 된다. 하루 중 먹은 음식의 종류, 양, 먹은 시간뿐만 아니라 간식의 종류와 양, 먹은 시간을 기록한다. 그리고 체중도 측정해서 적어야 한다. 만약 외식을 했다면 어떤 음식을 얼마나 먹었는지를 적는다. 식사일지를 적어보면 먹은 음식에 따라서 체중이 민감하게 달라진다는 것을 알 수 있다. 그래서 아무거나 먹지 않고 조심하게 된다.

식사일지를 적어보면 자신의 식습관을 확인할 수 있고 따라서 개선할 것이 무엇인지를 찾아낼 수 있다.

체중을 줄이는 과정에서 잠시 생길 수 있는 증상들

곡식을 적게 먹거나 안 먹더라도, 채소와 과일을 충분히 먹으면 대부분의 경우 군살을 빼는 과정에서 아무런 이상증상이 생기지 않는다. 배는 고프지만 참을 만한 상태가 된다. 그러나 채소와 과일을 충분히 먹지 않으면 기운이 없거나, 어지럼증이 생기거나, 피부 가려움증이 생길 수 있다. 이런 증상들은 며칠 지나지 않아서 사라지므로 걱정할 것은 아니다. 증상이 심하면 곡식을 조금 더 먹으면 해결된다.

심리적인 이유로 기운이 없다는 느낌을 가질 수 있다. 음식을 적게 먹으면 기운이 없을 것이라는 자기암시가 그렇게 만들 수 있다. 기운은 기분에 따라서 크게 달라질 수 있다. 기분이 좋으면 기운이 나고 우울하면 기운이 떨어진다. 먹고 싶은 것을 참거나 적게 먹으니 기분이 좋을 리가 없다. 꼭 이렇게 고생하면서 군살을 빼야 하느냐는 생각도 든다. 그러니 힘이 빠질 수밖에 없다.

원인이 어떤 것이든 체중을 줄이는 과정에서 생길 수 있는 기운 없는 증상은, 새로운 환경에 적응하는 과정에서 생길 수 있는 일시적인 현상이다. 참으면 곧 괜찮아진다.

고혈압이나 당뇨병이 있을 때 어떻게 체중을 줄이나?

고혈압이나 당뇨병이 있어서 약을 쓰고 있는 사람들의 경우, 군살을 빼면 저혈압이나 저혈당이 생길 수 있다. 그러므로 매일 혈압이나 혈당을 측정해서 적절한 시점에 혈압약이나 당뇨약을 끊어야 한다.

혈당이 내려갔는데 당뇨약을 쓰거나, 혈압이 떨어졌는데도 혈압약을 쓰면 심각한 문제가 생긴다. 기운이 없고 진땀이 나고 어지럽고 근육의 힘이 풀린다. 이런 증상들은 자연식물식(현미식물식)을 해서 생기는 문제가 아니라 혈압이나 혈당이 떨어져서 생기는 문제이다. 이럴 때 혈압약이나 당뇨약을 끊으면 혈압이나 혈당이 올라가서 기운이 회복된다. 이때 현미식물식을 포기하면 혈압약이나 당뇨약은 평생 끊지 못한다. 약을 줄이거나 끊고 현미식물식을 해야 약을 쓰지 않고 병이 낫게 된다.

살이 빠질 때 얼굴부터 표가 나는 이유는?

얼굴에는 피부 바로 밑에 뼈가 있다. 뼈와 피부 사이에 공간이 많지 않아서 얼굴에 쌓이는 비계의 양이 많지 않다. 얼굴에 비계가 조금만 쌓여도 금방 살이 쪘다는 것을 쉽게 알 수 있고 마찬가지 이유로 군살이 빠질 때 얼굴에 먼저 표가 난다.

음식을 많이 먹으면 몸 전체에 비계가 축적되기 시작하고 적게 먹으면 몸 전체에서 비계가 줄어든다. 그러나 구조적인 이유로 몸의 어떤 부분에는 비계가 많이 쌓이고 다른 곳에는 적게 쌓인다. 적게 쌓이는 곳에는 조금만 쌓여도 표가 나고 많이 쌓이는 곳에는 크게 표가 나지 않는다. 반대로 빠질 때도 어떤 곳에는 바로 표가 나고 다른 어떤 곳에는 한참 빠져야 비로소 알아볼 수 있다. 얼굴은 군살이 많이 생기는 곳이 아니고 조금만 군살이 생겨도 쉽게 알 수 있고 군살이 조금만 빠져도 바로 알아볼 수 있다.

그리고 얼굴은 옷에 가려져 있지 않고 겉으로 드러나 있다. 그래서 군살이 빠진 것을 쉽게 알아볼 수 있어서, 군살은 얼굴부터 빠진다는 말이 생겨난 것은 아닌가 싶다. 얼굴살이 가장 먼저 빠져서가 아니라 먼저 알아볼 수 있어서다.

군살이 빠져 생긴 주름은 어떻게 하나?

성별에 관계없이 얼굴에 주름이 생기는 것을 반기는 사람은 없다. 그러나 여성들은 훨씬 더 민감하다. 주름이 생기면 늙어 보여서 견디기 힘들어 한다. 군살을 빼고 싶으나 얼굴주름 때문에 포기하는 사람들도 있다. 그러나 실망할 일은 아니다. 군살을 빼서 생긴 얼굴주름은 시간이 지나면 회복된다. 사람의 몸은 매일 새롭게 된다. 오래 사용한 세포는 죽어 없어지고 새로 만들어진 세포가 그 자리를 대신한다. 건물을 리모델링하는 것과 같다. 군살로 늘어났던 얼굴피부는 몇 개월 지나면 줄어든다. 그래서 주름도 없어진다. 그렇다고 군살로 채워져 팽팽했던 얼굴로 돌아가지는 않는다. 나이를 먹으면 얼굴에 주름이 생기는 것은 자연스런 현상이지 피하거나 억제할 현상은 아니다. 나이에 맞는 주름이 있으나 건강한 것이, 주름은 없으나 병을 가진 것보다는 낫다. 주름이 없어질 때까지 적당하게 감춰서 지내면 된다.

체중을 줄일 때 생기는 주름은 얼굴뿐만이 아니다. 비계가 있었던 자리에는 다 생긴다. 다만 비계가 빠진 정도가 달라서 느끼는 정도가 다를 뿐 어디든지 주름이 생긴다. 특히 배에 주름이 잡혀 수술로 잘라 내기도 한다.

비만치료 성공의 3대 원칙

비만치료 성공률은 매우 낮다. 대부분의 사람들이 실패한다. 그러므로 성공하기 위해서는 남다른 생각과 각오가 있어야 한다.

비만치료에 성공하기 위해서는 올바르게 알아야 한다. 지식이 없으면 아무것도 할 수 없다. 가야 할 방향과 방법을 알아야 한다. 아는 것이 성공으로 가는 첫걸음이다.

첫째, 어떤 종류의 식품을 먹어야 하는지를 알아야 한다. 왜냐하면 음식의 종류에 따라서 체중이 늘기도 하고 줄기도 하기 때문이다. 비계성분(중성지방)이 많은 음식을 먹지 않아야 한다. 그게 바로 모든 종류의 동물성식품이다. 동물성식품에는 칼로리 비율로 중성지방이 약 50%나 된다. 또한 비계성분이 들어 있지는 않으나, 먹고 나면 몸에서 비계로 쉽게 바뀌는 성분이 많이 들어 있는 식품을 먹으면 안 된다. 그게 바로 가공한 식물성식품이다. 도정한 곡식, 가루식품, 발효식품, 액체식품 등이다. 반면에 배불리 먹어도 군살이 생기지 않는 식품이 있다. 자연상태의 식물성식품이다. 도정하지 않는 곡식(현미), 채소, 과일이다.

둘째, 어떤 방법으로 먹어야 하는지를 알아야 한다. 같은 음식이라도 빨리 먹으면 많이 먹게 되어 군살이 생긴다. 가열(요리)하면 음식이 부드러워져서 많이 먹게 되어 군살이 빠지지 않는다. 짜게 먹으면 많이 먹게 된다.

셋째, 운동으로 체중을 줄이기는 매우 힘들다는 사실을 알아야 한다. 사람의 몸은 운동을 많이 해도 비계는 조금밖에 빠지지 않는 유기체이기 때문이다. 물론 운동을 많이 하면 비계는 빠지지만, 많은 운동을 오랫동안 지속하는 것은 대단히 어렵다.

비만치료는 장거리 경주다

비만치료에 성공하기 위해서는 꾸준한 노력이 필요하다. 다이어트는 평생 해야 하는 것이기에 마라톤 경주와 같다. 단거리 경주는 잠시 숨을 참고 이를 악물고 뛰면 되지만 장거리 경주는 숨을 쉬면서 지치지 않게 달려야 한다. 다이어트는 견딜 수 있을 정도로 먹으면서 참고 오래 해야 한다. 얼마나 천천히 줄이느냐는 큰 문제가 되지 않는다. 중단하지만 않는다면 반드시 성공한다. 티끌 모아 태산이라는 말처럼 하루에 조금씩만 줄여도 계속하면 큰 무게가 된다. 다이어트는 인생이 끝나는 날까지 한다는 각오로 해야 한다. 단시간에 승부가 나지 않는다.

남들과 어울리면서 군살을 빼는 방법은?

사람은 관계 속에서 살아간다. 사람을 인간(人間)이라고 부르는 것은 바로 그런 의미다. 그러므로 이웃들과 좋은 관계를 유지하면서 체중도 줄여야 한다. 이는 결코 쉽지 않다. 한국사회는 비만사회라고 해도 될 정도로 비만인구가 많고 앞으로 점점 더 많아질 것이다. 남들과 똑같이 먹으면 비만해질 수밖에 없다. 어떤 사람들은 인간관계를 훼손하면서 자기 몸을 지키는 사람들이 있는가 하면, 또 다른 어떤 사람들은 인간관계를 더 중요하게 생각해서 자기 몸을 상하게 하면서 남들과 어울려 같은 음식을 먹는다. 그러므로 남들과 어울리면서도 먹는 것은 달라야 한다. 이렇게 하려면 단단히 결심해야 한다. 이런 경우 도움이 되는 몇 가지 방법을 알아보자.

첫째, 다이어트를 하고 있다는 사실을 널리 알린다.

함께 음식을 먹는 사람에게 자신의 사정을 알려서 양해를 구하면 다른 음식을 먹으면서도 좋은 인간관계를 유지할 수 있다. 자신의 건강을 위해서 노력한다는데 이해하지 못할 사람은 없을 것이다. 아무 말도 하지 않고 다른 음식을 먹으려고 하면 이상하게 생각할 수밖에 없다. 자신과 만나는 것이 불편하다고 오해할 수도 있다. 또 상대방도 다이어트를 해야 할 상태일 수도 있다. 상대방도 체면을 차리느라 속마음을 드러내지 않고 있을 수

도 있다. 이런 상황이라면 자신이 먼저 말해준 것을 고맙게 생각
할 수 있다.

둘째, 반드시 도시락을 싸서 다닌다.

사람은 누구나 편하게 살고 싶어 한다. 집에서 밥을 해 먹
는 사람들이 점점 줄어들고 있다. 돈만 주면 언제든지 원하는 음
식을 사먹을 수 있다. 이런 상황에서 남과 만나서 음식을 사 먹는
자리에 도시락을 싸 가지고 간다는 것은 웬만한 정성과 용기가
아니면 하기 힘들다. 집에서 먹을 때는 남이 보지 않으므로 대충
차려서 먹어도 되지만, 남이 보는 앞에서 먹을 때는 신경 써야 할
것들이 많다. 그래서 아무리 건강을 생각해도 자기가 먹을 도시
락을 싸서 가는 사람은 드물다. 비만 이외에 다른 병이 없다면 어
쩌다 한 끼 정도 외식을 하는 것은 별문제가 되지 않는다. 그러나
비만하면서 심각한 병을 앓고 있다면 체면을 볼 것이 아니라 도
시락을 싸 가야 한다. 당연한 말이지만 현미, 채소, 과일로 구성된
도시락이다. 식사를 할 때 상대방에게 양해를 구하면, 이것 때문
에 당신을 오히려 더 좋아할지도 모른다. 자기관리를 위해서 철
저하게 실천하는 것이 그들에게 신뢰감을 줄 수 있기 때문이다.

스트레스가 비만의 원인일까?

뚱뚱한 사람들 중에 스트레스 때문에 자신이 비만해졌다

고 믿고 있는 사람들이 많다. 스트레스를 먹는 것으로 풀려고 기름진 것이나 달콤한 식품들을 먹는다. 이런 것들은 고칼로리식품으로 쉽게 살을 찌운다. 그러나 먹는 것으로 스트레스를 해소하는 것은 일시적인 방법이다. 먹는 것으로 스트레스를 풀려 한다면 몸만 나빠지고 스트레스도 해결하지 못한다.

스트레스를 받으면 혈당이 올라간다. 높은 혈당은 식욕을 억제한다. 걱정거리가 있으면 식욕이 떨어지는 것은 이 때문이다. 식욕이 생겨서 먹는 것이 아니라, 먹으면 스트레스가 풀릴 것이라고 잘못 생각을 해서 먹으려 한다.

스트레스를 줄이는 방법은 그리 어렵지 않다. 욕심을 줄이고, 삶을 단순하게 하고, 손해보면서 살고(돈, 시간, 감정 등), 긍정적으로 생각하고, 용서하는 등 지혜를 발휘하면 스트레스로 인한 고생을 크게 줄일 수 있다.

다이어트에 헌혈이 좋을까?

피는 음식을 원료로 하여 만들어진다. 피를 빼버리면 몸에 저장되어 있는 성분이 여러 단계를 거쳐서 피로 변하므로, 비계를 비롯한 저장성분이 줄어들어 체중이 감소한다. 이런 원리를 이용하여 체중을 줄이기 위해서 주기적으로 헌혈을 하는 사람들이 있다. 그러나 헌혈을 통하여 체중을 줄이는 것은 바람직하지 않다. 헌혈로 남을 도우려다가 자신의 건강을 해칠 수 있다.

피를 만들기 위해서는 여러 가지 성분이 필요하다. 포도당, 단백질, 철 등이 피를 만드는 데 사용된다. 이 중에서 비만한 사람의 몸에 아주 많은 포도당과 단백질이 줄어드는 긍정적인 면도 있다. 그러나 철 성분의 경우 비만하다고 몸에 많은 양이 저장되어 있는 것은 아니다. 따라서 헌혈을 자주 하면 철이 부족해질 수 있다. 체중을 줄이기 위해서 헌혈하는 것은 올바른 체중감량법이 아니다. 몸이 상하지 않으면서 체중을 줄일 수 있는 다른 방법을 찾아야 한다.

지방흡입술은 어떨까?

지방을 녹인 다음 몸 밖으로 비계를 빼내는 시술을 지방흡입술이라고 한다. 비계를 녹이는 수단으로는 초음파나 레이저를 이용한다. 피부를 절개한 다음 지방층에 가는 관을 넣어서 밖으로 배출한다.

이 방법은 비계를 줄이는 데 일시적으로는 효과적이다. 그러나 비용이 들고 고통이 따른다. 그뿐만 아니라 습관을 고치지 않으면 또 다시 비계가 만들어진다. 지방흡입술은 습관을 고치는 고통을 거치지 않고 우선 체중을 줄여보자는 마음으로 하는 것이지 좋은 방법은 아니다. 예전처럼 먹으면 예전처럼 군살이 생긴다.

위절제술은 어떨까?

초고도 비만치료법으로 위절제술을 하기도 한다. 위의 크기를 줄여서 음식을 많이 먹을 수 없게 만드는 조치다. 입을 통제할 수 없는 사람에게 필요하기도 하다. 그러나 수술에 따르는 상처 감염, 비타민B12 결핍 등 여러 가지 문제를 불러올 수 있으므로 바람직하지 않다. 생각을 바꾸어 음식을 적게 먹으면 될 것을 위험을 무릅쓰고 몸에 상처를 낼 필요가 있겠는가. 얼마나 답답했으면 그렇게까지 하겠느냐고 이해할 수도 있으나, 자연상태의 식물성식품만 먹는 것은 이보다 훨씬 쉽고 안전하다.

효도와 자식사랑을 음식으로 하지 말자

거의 모든 사람들은 동물성식품과 부드럽고 맛있게 가공한 식물성식품을 좋은 식품으로 생각한다. 그래서 사랑하는 부모에게 이런 음식으로 효도하고, 귀여운 자식에게 이런 것들을 먹인다. 그러나 이런 식품들은 모두 군살을 만드는 식품들이다. 그래서 부모들이 살찌고 아이들이 비만해진다. 부모를 살찌워 질병이 생기게 하고 싶은 자식이 어디 있으며, 자식을 병들게 하고 싶은 부모가 어디 있겠는가. 진실을 모르면 의도와는 전혀 다른 결과를 가져온다. 눈먼 사랑을 하는 사람들이 많다. 사랑은 아무나 할 수 없다. 사랑에는 지식이 필요하다.

임신 중, 또는 산후조리 기간의 비만은 어떻게 해야 하나?

임신하면 혹시 태아에게 영양이 부족해지지 않을까 염려하여 많이 먹으려고 한다. 부족하지 않게 충분히 먹어야 한다는 전문가들의 말을 믿고 너무 많이 먹다 보니 비만해진다.

임신 기간 280일 동안 태아의 무게는 약 3kg으로 자라고, 태반의 무게는 약 500g, 자궁은 약 1.1kg, 유방은 약 1.4kg 정도 커진다. 이 무게들을 모두 합치면 6kg 정도가 된다. 임신 기간 중 하루 평균 21.5g 증가하는 셈이다. 그 밖에 임신부의 혈액과 피하지방 등도 많아진다. 이렇게 증가한 무게의 상당부분은 수분이 포함되어 있다. 따라서 실질적인 성분의 증가는 이보다 훨씬 적은 셈이다. 예를 들면 태아 무게의 70% 정도는 물이다. 태아 무게 3kg 중 물을 제외한 순수 조직은 900g에 불과하다. 태반, 자궁, 유방 등, 증가분의 약 65% 정도가 물이다. 임신부의 실질적인 체중 증가는 생각보다 적으므로, 임신 기간 중에 필요 이상으로 많이 먹지 않도록 조심해야 한다.

산후조리 기간에 살이 찌는 산모들이 많고 이 살은 평생 가는 경우도 흔하다. 모유수유를 하는 경우에는 젖이 많이 나오게 하기 위해서 단백질이 많이 들어 있는 식품을 힘써 먹고 먹는 양을 늘린다. 단백질이 많이 들어 있는 식품은 대부분 지방이 많이 들어 있어서 살찌게 한다. 모유는 수분이 88%를 차지하므로 생각보다 칼로리가 적다. 모유생산에 필요한 음식의 양은 많지 않으므로 많이 먹어야 한다는 생각에서 벗어나야 한다. 젖을 먹이는 기간에 불어난 몸무게가 평생 가는 경우가 많다.

담배를 끊으면 체중이 늘어난다?

담배를 피우면 식욕이 떨어져 적게 먹게 되고 체중이 줄어든다. 비만한 흡연자들이 담배를 끊고 싶어도, 그랬다가 식욕이 좋아져 체중이 늘까 봐 끊지 못하는 사람들이 있다. 세계보건기구WHO 산하 국제암연구소 발표에 의하면 담배연기는 1군 발암물질이다. 담배는 무조건 끊어야 한다. 담배도 끊어야 하고 체중도 줄여야 한다면, 둘 다를 해결할 수 있는 방법을 찾아야 한다. 현미를 중심으로 하는 자연식물식을 하면 체중이 줄어들고 흡연 욕구도 없어져 담배 끊기가 쉽다. 자연식물식으로 몸이 깨끗해진 상태에서 흡연을 하면 심한 이상을 느끼게 되어 자연스럽게 담배를 멀리하게 된다.

허리 진동벨트로 뱃살이 빠질까?

진동벨트는 능동적인 운동이 아니라 수동적인 운동이다. 자신의 의지로 근육을 움직이는 것이 아니라 자신은 가만히 있고 기계가 몸을 움직여준다. 그러므로 칼로리 소비가 없다. 흔든다고 비계가 줄어드는 것은 아니다. 기분과 실제는 다르다. 지속적으로 몸을 흔들리게 하는 것은 공해다.

스테로이드제는 살을 찌게 한다

흔히 쓰는 치료약 중에 체중을 늘리는 부작용이 있는 약이 있다. 스테로이드라고 부르는 부신피질호르몬제다. 이 약은 관절염, 알레르기 등에 염증을 억제할 목적으로 쓰이거나 자가면역질환, 장기이식 후 등에 면역력을 감소시킬 목적으로 사용하는데, 밥맛이 당겨서 체중을 증가시키는 부작용이 있다. 약을 먹은 후 체중이 늘었다면 자신이 먹는 약 중에 이 약이 있는지를 확인해 보아야 한다.

비곗살도 빠지고 근육도 빠진다면?

요즘 사람들의 몸은, 근육은 줄어들고 비곗살이 늘어나고 있다. 근육은 살아가는 데 매우 중요한 역할을 하므로 적당한 크기를 갖추어야 한다. 비곗살 역시 중요한 역할을 하지만 너무 많아서 병이 생기고 있다. 신경을 쓰지 않고 살면, 순식간에 근육은 적고 비곗살이 많은 몸이 된다. 근육을 키우고 비곗살은 줄여야 한다.

　　비곗살을 줄이면서 근육이 줄어들게 하면 안 된다. 근육은 오히려 키우고 비곗살을 줄이는 것은 쉽지 않다. 적지 않은 노력이 따라야 한다. 음식을 적게 먹으면 비곗살은 어렵지 않게 줄일 수 있으나 동시에 근육도 줄어든다. 근육이 커지는 원리를 이해하고 적절한 노력을 하면 근육을 키우는 것은 별로 어렵지 않다. 약간 힘이 드는 운동을 하면 근육은 저절로 커진다. 자신의 몸무게를 이용하거나 약간 무거운 운동기구를 이용하는 것이다. 한 번에 10번 이상 반복하기 힘든 무게를 이용한 운동을 하면 근육을 키울 수 있다.

며느리가 하는 밥
"이 분이 우리 어머니 맞나요?"

66kg→53kg, 13kg 감량 (차해영, 62세, 울산)

저는 예전에 중국집을 운영했습니다. 직접 주방장도 하고, 장시간 홀 서빙도 힘들게 하면서 몸이 많이 망가진 상태였습니다. 설상가상으로 몇 년 전 유방암 진단을 받고 수술까지 받았습니다. 방사선 치료(현재도 주기적으로 치료를 받고 있습니다)를 하면서 몸이 안 좋았습니다.

그러던 중 유튜브 동영상을 통해 황성수 박사님을 알게 되었습니다. 저는 체질을 변화시키지 않고는 '이러다 죽겠구나'라는 생각을 하게 되었고, 용기를 내어 2주 동안의 힐링스쿨에 참석하게 되었습니다. 다시 한 번 말씀드리지만 저는 힐링스쿨에 들어가기 전에 '걸어 다니는 종합병원'이라고 해도 좋을 정도로 심각하게 건강이 나빴습니다.

당뇨와 고혈압은 물론이고 콜레스테롤 수치와 중성지방 수치 또한 매우 높은 상태였습니다. 당연히 밤마다 깊이 잠을 자지 못하는 불면의 밤이 이어졌습니다. 그러나 놀랍게도 힐링스쿨에 다녀온 후 저의 몸은 완전히 변해버렸습니다. 앞서 제가 말씀드린 모든 질병의 증상들이 모두 정상으로 돌아오게 되었습니다.

특별히 고마운 것은 수십 년 동안 고생하던 담석증의 치유였습니다. 담석증이 매우 심해서 병원 응급실에도 자주 실려 가곤 해서, 식구들과 주위 사람들을 당황하게 만든 것이 한두 번이 아니었습니다. 그런데 힐링스쿨에 다녀오고 난 후 불과 보름 만에 완치가 시작되었습니다.

비만이 모든 질병의 근원이라는 말을 실감했습니다. 힐링스쿨에 들어가기 전의 몸무게가 66kg이었는데 자연식물식(현미식물식)을 꾸준히 실천한 결과 현재는 몸무게 53kg을 유지하고 있습니다. 체중이 줄면서, 전에 가지고 있던 모든 질병들이 사라지는 놀라운 광경을 감동적으로 지켜볼 수 있었습니다. 살이 빠지면서 체질이 완전히 변했기 때문에, 비만이 사라지면서 질병도 함께 사라진 것이라 믿고 있습니다.

특히 아들과 며느리를 몇 달에 한 번 정도 보는데, 많이 달라진 저의 모습을 보고 눈이 휘둥그레졌습니다. 얼마 전 어버이날에 아들 집에 다녀왔는데, 아들 내외가 "이 분이 우리 어머니 맞나요?"라며 깜짝 놀라던 순간의 장면이 떠오릅니다.

저는 현재 힐링스쿨에서 배운 현미식물식을 꾸준히 실천하고 있습니다. 고기와 생선, 계란과 우유, 커피 등은 절대 먹지 않고 있습니다. 현미, 채소, 과일, 이 3가지 위주로만 식사를 하고 있습니다. 식단을 완전히 바꿔서 힘들 거라며 주위에서 많이 염려를 합니다만, 저는 전혀 힘들지 않고 매우 기쁘고 감사한 마음으로 하루하루를 살고 있습니다. 제 삶에 있어서 큰 변화를 주신 황성수 박사님께 감사를 드립니다. 보다 많은 사람들이 황성수 박사님과 자연식물식(현미식물식)을 통해서 비만과 각종 질병으로부터 해방되기를 기원해봅니다.

8장

따라하지
말아야 할
11가지 다이어트

• • •

단백질은 조금만 먹어야 하는데 육류와 생선에는 너무 많이 들어 있고, 먹으면 안 되는 콜레스테롤 성분이

들어 있다. 그래서 황제 다이어트를 하면 동맥경화증이 생겨서 동맥이 터지거나 막히는 사고를 당할 가능

성이 매우 높다.

다이어트만큼 종류가 많고 유행을 타는 건강법은 없을 것이다. 다 기억하기 힘들 정도로 많은 다이어트가 생겨났다가 사라진다. 어떤 것들은 불과 몇 달 만에 자취를 감추는 것들도 있다. 방법이 여러 가지라는 말은 뾰족한 방법이 없다는 말과 같다. 효과적인 것이 있다면 다른 것은 생겨나지 않을 것이다. 그 어느 것 하나도 완벽하지 않으니 또 다른 것들이 생겨난다. 지금까지 생겨났던 다이어트 중에서 몇 가지를 추려서 살펴보려고 한다. 이렇게 하려고 하는 이유는 이런 방법이 어떤 문제를 안고 있는지를 알려서 피해를 보는 일이 생기지 않게 하기 위함이다.

(1) 단식

물 이외에 아무것도 먹지 않고 체중을 줄이는 것이 단식이다. 체중을 줄이기 위한 것만이 아니라 다른 목적으로 단식을 하기도 한다. 단식은 체중감량에는 가장 효과적이지만 몸이 많이 상하기 때문에 다이어트를 목적으로 단식을 하면 안 된다.

사람의 몸에는 매일 필요한 영양성분들이 있어서 음식을 먹어서 이 성분들을 공급해주어야 한다. 탄수화물, 지방, 단백질, 비타민, 미네랄, 항산화성분, 섬유질 등이 그것들이다. 이들 성분 중에서 어느 정도의 양이 몸에 저장되어 있는 것들이 있고 그렇지 않는 것들이 있다.

탄수화물은 하루 쓸 양이 얼마 안 되는 적은 양만 몸에 저장되어 있다. 따라서 하루 이상 단식을 하면 탄수화물이 부족해진다. 그러나 지방이 탄수화물의 역할을 대신해주기 때문에 오랜 기간 단식을 해도 탄수화물이 부족해서 생기는 문제는 없다. 그러나 이 지방이 분해되어 탄수화물의 대용으로 쓰일 때 생겨나는 산성물질이 두통, 피로감, 입냄새 등을 만든다.

비만한 사람은, 지방이 지나치게 많이 축적된 상태이므로 단식을 해도 지방이 부족해지지는 않는다. 저장된 지방의 양에 따라서 다르겠지만 비만한 상태라면 수십 일을 쓸 수 있다.

단백질은 몸에 저장이 되지 않는 성분이다. 그러므로 매일 섭취해야 하는데 단식을 하면 바로 단백질이 부족하게 된다. 그래서 몸은 단백질로 이루어진 몸 조직을 분해해서 모자라는 것을 채운다. 몸 조직 중에서 단백질을 가장 많이 보유하고 있는 조직이 근육이므로 단식을 하면 근육이 줄어든다. 근육이 줄어들어도 생명유지에는 지장이 없다. 따라서 상당 기간 단식해도 단백질이 부족해서 생기는 심각한 문제는 없다. 그러나 근육이 줄어들어서 몸을 움직이기가 힘들고 탈모가 생긴다.

비타민은 종류에 따라서 양은 다르지만 일정 기간 견딜 만큼의 양은 몸에 저장되어 있어서, 단기간의 단식으로는 비타민 부족 문제가 생기지 않는다. 그러나 장기간 단식하면 여러 가지 비타민 부족 증상이 생긴다. 그러므로 오래 단식을 하려면 비타민을 반드시 보충해주어야 한다.

미네랄은 여러 종류가 있는데 어떤 것은 하루에 조금씩만 섭취해주면 되는 것이 있고, 다른 어떤 미네랄은 하루에 많이 섭취해주어야 하는 것들도 있다. 미네랄도 몸에 저장이 되지 않기 때문에 단식을 할 때 미네랄을 공급해주어야 한다. 미네랄은 채소와 과일에 풍부하게 들어 있는데 단식해서 채소를 먹지 못하면 여러 가지 문제가 발생한다.

항산화성분은 각종 식물에 들어 있는 성분이다. 색, 향, 맛을 내는 성분들이고 몸에 저장이 되지 않는다. 이 성분들은 면역력을 만드는 원료로 쓰이기 때문에 결핍되면 안 된다. 단식하면 채소와 과일을 먹지 못하기 때문에 항산화성분이 부족하게 된다.

섬유질도 몸에 저장이 되지 않는다. 섬유질은 대장 안에 있는 많은 미생물의 먹이가 되기 때문에 항상 섭취해야 하는 성분이다. 대장의 미생물은 비타민을 비롯한 몸에 여러 가지 유익한 성분을 제공하고 필요한 역할을 한다. 섬유질은 채소와 과일에 들어 있으므로 단식하면 섬유질 부족으로 인한 문제가 발생한다.

(2) 간헐적 단식

이따금씩 음식을 먹지 않고 체중을 줄이려는 방법이다. 하루 세 끼를 꼬박꼬박 먹었더니 비만이 되었으므로 음식 먹는 횟수를 줄여야 하겠는데 먹는 즐거움을 포기하고 싶은 생각은 없다. 이럴 때 평소에는 먹고 싶은 대로 먹고 하루 이틀간 단식을 하는 것이다. 예를 들면 주중에는 음식을 먹고 주말에는 굶는 방식이다. 그럴듯해 보이지만 이 방법을 따라 하면 안 된다.

평소에 좋아해서 먹는 것들은 살찌게 하는 식품들이다. 지금까지 그걸 먹어서 비만이 된 것을 보면 그렇다고 볼 수밖에 없다. 그런 식품들은 대부분 동물성식품과 가공한 식물성식품들이다. 동물성식품은 단백질이 너무 많이 들어 있어서 매우 많은 문제를 일으키고, 동맥을 좁아지게 만드는 콜레스테롤이 늘어 있고, 비타민과 미네랄이 적게 들어 있고, 항산화성분과 섬유질이 없다. 이런 식품들을 며칠이나 먹으면 몸이 그만큼 상한다. 하루 이틀 단식을 하는 것은 이마저도 하지 않는 것보다는 낫지만, 여러 날 생긴 문제를 이보다 훨씬 짧은 기간에 다 해소할 수 없는 것은 분명하다. 먹고 싶은 음식도 즐기면서 날씬해지는 것은 불가능하다. 한쪽을 포기해야 한다. 두 마리 토끼를 잡으려다 둘 다 놓친다.

(3) 원푸드(단일식품) 다이어트

사람은 여러 가지 종류의 식품을 먹어야 한다. 왜냐하면 식품은 각각 특성이 있어서 어떤 성분을 많이 간직하고 있고 또 다른 성분은 적게 들어 있기 때문이다. 그래서 건강하기 위해서는 여러 가지 식품을 먹어야 한다. 곡식에는 주로 탄수화물, 지방, 단백질이 들어 있고, 채소와 과일에는 주로 비타민, 미네랄, 항산화성분, 섬유질이 들어 있다. 그래서 사람은 매일 곡식, 채소, 과일을 적당한 비율로 먹어야 한다.

원푸드 다이어트는 한 가지 식품만 장기간 먹어서 군살을 빼는 방법이다. 곡식을 먹으면 군살이 빠지지 않아서 먹으면 안되고, 채소는 맛이 쓰기 때문에 장기간 먹기 쉽지 않고, 과일은 단맛이 있어서 기분 좋게 먹을 수 있다. 그래서 일반적으로 원푸드 다이어트는 과일 중 한 가지만 먹는 방법을 일컫는다. 보통 바나나를 먹는 다이어트가 대세다.

과일만 먹는 다이어트는 어느 정도 기간에는 몸에 별문제가 생기지 않는다. 과일에는 양이 많지는 않으나 탄수화물, 지방, 단백질이 들어 있고 비타민, 미네랄, 항산화성분, 섬유질도 풍부하게 들어 있어서 별 부작용 없이 체중이 줄어든다.

당연한 말이지만 덜 단 과일을 선택하면 체중이 줄어드는 속도는 더 빠르다. 바나나는 상당히 달고 사과는 그보다 덜 단 과일이다. 그래서 바나나를 먹는 원푸드 다이어트보다는 사과를 먹는 원푸드 다이어트가 체중을 줄이는 데는 더 효과적이다.

과일 원푸드 다이어트를 할 때 주의해야 할 것이 더 있다. 과일을 많이 먹으면 혈당이 상승하므로 당뇨병이 있으면 과일만 먹는 다이어트는 피해야 한다.

(4) 채소즙(채소주스) 다이어트

체중을 줄이기 위해서는 배를 어느 정도 채우고 칼로리 섭취량은 적게 하는 것이 핵심이다. 이런 목적에 맞는 식품이 채소다. 채소는 같은 무게의 곡식에 비해서 약 1/11, 과일에 비해서 약 1/2 정도의 낮은 칼로리를 함유하고 있다. 그래서 다이어트를 할 때 채소만 먹는 방법을 선택한다.

채소는 대부분 쓴맛이어서 사람들이 싫어한다. 그래서 씹지 않고 빨리 넘겨버릴 수 있게 만들고 싶어 한다. 채소를 갈거나 즙을 내고 거기다가 단맛을 첨가해서 마시기 좋게 만든다. 채소즙은 단숨에 마실 수 있으므로 편리한 점이 많다. 그러나 채소즙을 먹고 다른 음식을 먹지 않으면 배가 고파서 견디기 힘들다. 그래서 오래 지속할 수 없다. 채소즙을 마시는 기간에는 체중이 빠르게 줄어들지만 중단하면 바로 체중이 늘어난다.

채소를 즙으로 만들면 부피가 크게 줄어든다. 겉으로 보기에 매우 많은 양의 채소를 즙으로 만들어도 그 액체의 양이 얼마 되지 않는다. 그래서 양이 너무 적다고 생각해서 추가로 더 많은 양의 채소로 즙을 만든다.

채소를 많이 먹으면, 즉 채소즙을 너무 많이 마시면 배가 아프고 설사가 날 수 있다. 또 만성콩팥병이 있을 때는, 혈액에 칼륨이 상승해서 심각한 문제를 일으킬 수 있다. 그래서 다이어트로 채소만 먹을 때는 즙으로 만들어 먹지 말고 싫어도 씹어서 먹으면 안전하다. 씹어 먹으면 많이 먹을 수가 없다.

(5) 고단백 다이어트

이른바 황제 다이어트로 알려진 것으로 고기만 먹고 체중을 줄이려는 방법이다. 소고기, 돼지고기, 닭고기, 오리고기, 생선,

계란 등을 먹고 곡식을 먹지 않는다. 곡식이라 함은 쌀 식품(밥, 떡 등), 밀 식품(빵, 국수 등)을 말한다. 채소와 과일은 허용된다.

고단백 다이어트는 매우 위험한 다이어트다. 왜냐하면 육류와 생선에는, 조금만 섭취해야 하는 성분이지만 많이 들어 있는 것이 있고, 먹으면 안 되는 성분이 들어 있고, 먹어야 하는 성분들이 안 들어 있기 때문이다. 단백질은 조금만 먹어야 하는데 육류와 생선에는 너무 많이 들어 있고, 먹으면 안 되는 콜레스테롤 성분이 들어 있다. 비타민, 미네랄, 항산화성분, 섬유질은 충분히 먹어야 하는데, 육류와 생선에는 안 들어 있다. 그래서 황제 다이어트를 하면 동맥경화증이 생겨서 동맥이 터지거나 막히는 사고를 당할 가능성이 매우 높다. 즉 뇌출혈, 뇌경색, 심근경색 등이 생길 가능성이 매우 높다. 또 담석증, 알레르기, 자가면역질환, 만성통증에 시달릴 수 있으며, 대장암, 유방암, 전립선암 등 여러 가지 암에 걸릴 가능성이 매우 크다.

(6) 저탄수화물 고지방 다이어트

탄수화물이 많이 들어 있는 식품을 적게 먹고, 지방이 많이 들어 있는 식품을 먹어서 체중을 줄여보자는 다이어트법이다. 그래서 곡식(쌀, 밀)을 아주 적게 먹고 고기(육류), 버터 등을 많이 먹는다. 여러 종류의 고기에는 평균 칼로리 비율로 약 1/2의 지방이 들어 있다.

이런 방법이 유행하게 된 것은 탄수화물을 많이 먹으면 탄수화물이 지방으로 변해서 체중이 증가한다는 이론 때문이다. 그러나 이는 하나는 알고 둘은 몰라서 하는 말이다. 탄수화물을 필요 이상으로 먹으면 남는 것은 지방으로 바뀌지만 좋은 탄수화물은 많이 먹을 수가 없다. 그러나 좋지 않은 탄수화물을 많이 먹으면, 이런 것들이 체중을 증가시키는 원인이 된다. 좋지 않은 탄수화물이란 가공한 식물성식품에 들어 있는 탄수화물이다. 흰쌀, 흰 밀가루, 곡식 발효식품, 곡식 액체식품, 설탕 등이다. 탄수화물에 책임이 있는 것이 아니라 가공한 사람에게 책임이 있다. 과거에는 밥을 많이 먹고 지방이 많이 들어 있는 동물성식품을 거의 먹지 못했는데 그때는 비만한 사람이 별로 없었다. 반면에 요즘은 밥을 적게 먹고, 지방이 많이 들어 있는 동물성식품과 가공한 식물성식품을 많이 먹은 결과 비만한 사람들이 매우 많아졌다. 비만은 탄수화물을 많이 먹고 지방을 적게 먹어서 생긴 문제가 아니라, 가공한 탄수화물을 먹고 지방을 많이 먹어서 생긴 병이다.

저탄수화물 고지방식을 하면 많은 문제가 발생할 수 있다. 탄수화물을 주원료로 활동하는 뇌와 적혈구가 충분한 탄수화물을 공급받지 못해서 원활하게 일을 수행하지 못한다. 정신이 맑지 못하고 활력이 떨어진다. 탄수화물을 적게 먹으면 부족한 부분을 지방을 분해해서 보충하게 된다. 이 과정에서 산성물질이 생성되어 두통, 피로감, 입냄새, 울렁거림 등이 발생한다. 또한 혈액이 산성 쪽으로 기울어져 골다공증이 생길 수 있다. 이보다 더 심각한 것은 과다한 지방으로 인해 동맥에 기름때가 생겨 좁아지면서, 동맥이 막히는 사고가 잘 생긴다. 뇌혈관병, 심장혈관병(심근경색), 눈혈관병(망막증), 콩팥혈관병(만성콩팥병) 등을 피해가기가 어렵다. 모두 생명을 앗아가는 질병들이다. 죽음을 면하더라도 삶의 질을 심각하게 끌어내리는 질병들이다.

(7) 지중해식 다이어트

지중해 연안의 사람들이 먹는 음식이 미국 사람들이 먹는 음식에 비해서 건강에 더 좋다는 이유로 유행하고 있는 다이어트다. 지중해 연안에는 여러 나라가 있고 나라마다 먹는 것이 조금씩 다르고, 또 같은 나라에 사는 사람이라도 조금씩 다른 음식을 먹고 있으므로, 지중해식 식단이라고 해서 하나로 고정된 식단이 있는 것은 아니다. 그러나 지중해 연안에 사는 사람들이 주로 먹는 식단은 몇 가지 공통점이 있다. 붉은 육류를 적게 먹고 닭고기나 생선은 적당한 양을 먹는다. 곡물은 주로 통곡물을 먹고, 올리브유와 같은 액체기름을 먹고, 채소와 과일을 충분히 먹고 적포

도주를 즐겨 마신다. 반면에 미국인들은 붉은 육류를 많이 먹고 버터와 같은 고체기름을 즐겨 먹는다. 지중해 연안 사람들은 미국인들에 비해서 고혈압, 당뇨병, 비만, 암이 적게 발생해서 지중해식 식단은 건강식이라는 말이 나온 것이다.

그러나 지중해식 식단에는 먹으면 안 되는 것들이 포함되어 있어서 따라 하면 안 된다. 붉은 육류, 닭고기, 생선 등에는 먹지 말아야 할 콜레스테롤이 들어 있고, 적게 먹어야 할 단백질이 너무 많이 들어 있고, 비타민과 미네랄이 적게 들어 있고, 항산화 성분과 섬유질이 안 들어 있다. 올리브유를 비롯한 식물성기름은 동물성기름에 비해서는 더 낫지만 많이 먹으면 비만해진다. 그뿐만 아니라 기름은 쉽게 상하기 때문에 매우 조심해야 한다. 세계보건기구 산하 국제암연구소IARC에서 발표한 내용에 의하면, 술은 어떤 종류이건 1군 발암성분인 알코올이 들어 있어서 마시지 말아야 한다.

지중해식 식단은 미국식 식단보다는 낫지만, 자연상태의 식물성식품만 먹는 것에 비해서는 훨씬 못하다. 비교를 잘못해서 생겨난 '엉터리 건강식단'이다.

(8) DASH 다이어트

DASH는 Dietary Approaches to Stop Hypertension의 첫 글

자를 모은 단어이며 고혈압을 막는 식사요법이다. 미국국립보건원^{NIH}이 개발한 것으로 고혈압 환자들에게 이 식사요법을 적용해본 결과 혈압을 낮추고 체중을 줄일 수 있었다는 것이다. 이 다이어트의 핵심 내용은 소고기와 돼지고기를 적게 먹고, 닭고기와 생선을 적당히 먹고, 저지방우유를 적당히 마시고, 채소와 과일을 많이 먹는 것이다.

DASH 다이어트를 대할 때 해석을 잘못하면 안 된다. 이 다이어트는 붉은 육류(소고기, 돼지고기)를 먹는 것보다는 닭고기와 생선을 먹는 것이 좋다는 것이지, 닭고기와 생선도 안 먹는 것보다 좋다는 의미가 아니다. 저지방우유를 마시는 것은 고지방우유를 마시는 것보다는 더 낫다는 의미지, 우유를 마시지 않는 것보다 낫다는 것은 아니다. 붉은 육류(소고기, 돼지고기)나 백색 육류(닭고기)나 해로운 성분이 들어 있고, 좋은 성분이 안 들어 있다는 사실에는 차이가 없다. 저지방우유는 단백질이 너무 많이 들어 있고, 콜레스테롤이 들어 있고, 비타민과 미네랄이 적게 들어 있고, 항산화성분과 섬유질은 안 들어 있어서 먹으면 안 된다.

(9) 거꾸로 다이어트

이른바 먹는 순서를 바꾸는 다이어트다. 일반적으로 음식을 먹는 순서는 밥과 반찬을 먹고 난 후 과일을 먹는다. 그러나 거꾸로 다이어트는 먼저 과일을 먹고 그다음에 밥과 반찬을 먹는 것이다. 이렇게 하면 칼로리가 낮은 과일로 배를 채워서 밥을 적게 먹게 된다는 것이다.

그러나 이 방법은 따라 하지 않는 것이 좋다. 처음에 단맛이 나는 과일을 먹으면 밥이나 반찬이 맛없게 느껴진다. 특히 쓴맛이 나는 초록색 잎채소를 멀리하게 되어서 좋지 않다. 초록색 잎채소에는 비타민, 미네랄, 항산화성분이 백색채소보다 더 많이 들어 있어서 충분히 먹어야 하는데 그러지 못하면 손해가 크기 때문이다. 맨 먼저 쓴맛이 나는 채소를 먹으면 그다음에 먹는 것은 어떤 것이어도 맛이 있다. 반면에 맨 먼저 단맛이 나는 것을 먹으면, 그다음에 더 단맛이 나는 것을 먹지 않는다면 맛이 없다고 느낀다. 먹는 것은 즐거운 일인데 싫은 것을 참으면서 평생 할 수 있겠는가.

(10) 하루 한 끼 다이어트

사람은 보통 하루 세 끼를 먹는다. 이렇게 먹었더니 군살이 생기니까 한 끼만 먹으면 그만큼 먹는 음식의 양이 적어서 체중이 줄 것이라는 생각을 하게 된다. 한 끼도 먹지 않으면 체중은 더 잘 줄겠지만, 견디기가 힘드니 하루에 한 끼만 먹자는 것이다. 당연한 말이지만 음식을 적게 먹으면 체중이 줄어든다. 그러나 평생 하루 한 끼만 먹고 견딜 수 있는가 하는 문제에 직면한다. 하루에 세 끼도 부족하다고 간식까지 먹는 시대에 한 끼만 먹으면서 남들과 다르게 사는 것은 매우 힘들어 대부분 포기한다.

하루 한 끼만 먹으면 그 한 끼를 많이 먹으려고 하는 것이 보통 사람들의 심리다. 그래서 한 번에 많이 먹게 된다. 그뿐만 아니라 간식을 먹고 싶은 유혹을 뿌리치기 힘들어서 먹게 된다. 요즘 사람들이 즐겨 먹는 간식이라는 것이 대부분 칼로리가 높은 것들이어서, 간식이 아니라 정식 식사와 크게 다르지 않다. 이래저래 하루 한 끼만 먹는 다이어트는 성공하기 힘들다. 하루 세 끼를 꼬박꼬박 먹으면서도 날씬하게 사는 방법을 택하는 것이 편하고 평생 지속할 수 있다.

(11) 젓가락으로 먹기

밥(곡식)을 먹을 때 젓가락으로 먹으면 숟가락으로 뜨는 것에 비해서 한 번에 적게 먹을 수 있다. 그래서 체중을 줄이기에 유리하다는 주장이 있다. 그러나 이런 방법으로 체중을 줄이려고 하는 것은 잔꾀에 불과하다. 비만의 가장 중요한 원인은 먹는 음식의 종류다. 종류만 엄격히 지키면 먹는 방법은 저절로 해결된다. 좋은 음식은 빨리 먹을 수도 없고, 많이 먹을 수도 없다. 당연히 체중은 저절로 줄어든다.

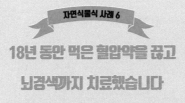

18년 동안 먹은 혈압약을 끊고
뇌경색까지 치료했습니다

79kg→60kg, 19kg 감량 (임빌라, 66세, 전남 무안)

저는 전남 무안에 살고 있습니다. 사실 저는 힐링스쿨에 들어가기 전까지 황성수 박사님을 전혀 모르고 있었습니다.

저에겐 여동생이 있는데, 그 동생의 남편이 심한 당뇨로 고생하고 있었습니다. 발가락을 절단하지 않으면 발이 다 썩는다는 병원의 진단을 받고 수술을 준비하고 있을 정도로 심각했습니다. 그러던 어느 날 동생의 둘째 아들(조카)이 아버님(동생의 남편)을 위해서 수술 없이 당뇨를 치료하는 법을 알아봤는데, 바로 황 박사님의 힐링스쿨이었습니다. 조카는 아버지를 위해 효도를 한다고 손수 돈을 마련해서 힐링스쿨에 예약까지 마쳤습니다. 그런데 동생의 남편은 신뢰가 안 간다며 취소하라고 야단을 쳤다는 것이었습니다. 어쩔 수 없이 2016년 동생이 직접 힐링스쿨에 가서 2주 동안 교육을 받았습니다.

살이 빠지고 건강이 놀랍게 회복된 동생을 보고 동생 식구들은 교육받은 대로 자연식물식(현미식물식)을 실천했고, 식구들 모두 당뇨약 혈압약을 아주 끊었다고 제게 알려주었습니다. 저 역시 혈압약을 먹고 있었고 그 당시 체중이 무려 79kg(키 164cm) 정도로 고도비만이었습니다. 혈압약은 무려 18년 동안 먹고 있었고 2017년에는 뇌경색이 와서 서울의 큰 병원에 다니면서 치료를 받고 있었습니다.

저도 현미와 과일과 채소 위주로 식사하는 현미식물식이 건강에 좋다는 사실은 이미 듣고 있었으나 직접 실천은 해보지 않은 상태였습니다. 동생의 놀랍게 좋아진 건강에 충격을 받고 저도 현미식물식을 실천해보기로 결심했습니다. 불과 3~4개월이 지나자 무려 10kg이 빠져서 69kg이 되었습니다. 계속 현미식물식을 실천하면서 기회를 보던 차에 2018년 12월 그렇게 갈망하던 힐링스쿨에 입학할 수 있었습니다. 직접 박사님의 말씀을 들어보고 교육도 받으면서 확신을 갖게 되었습니다. 박사님의 지도로 매일매일 건강을 체크해가면서 아주 유익한 2주를 보낼 수 있었습니다. 입학할 때는 65kg이었는데 2주 만에 다시 5kg을 감량해서 60kg이 되었고 지금까지 똑같은 몸무게를 유지하고 있습니다.

지금은 물론 모든 약을 끊었습니다. 무려 20kg 정도를 감량한 셈입니다. 18년 동안 먹어온 혈압약도 끊고 뇌경색까지 완치할 수 있었습니다. 체중이 줄어 몸이 날아갈 듯 가벼워졌고 하루하루 사는 것이 이렇게 상쾌할 수가 없습니다. 백 번 듣는 것보다 한 번 실천하는 것이 중요하다는 생각을 했습니다. 이론적으로 따지는 것보다 직접 실천해봐야 진실을 알 수 있습니다. 황 박사님께도 이런 기회에 깊은 감사를 드립니다. 이 세상이 다하는 날까지 현미와 과일과 채소를 먹는 자연식물식(현미식물식)을 하며 행복하게 살 것을 다짐합니다.

9장

어릴 적 비만,

여든까지

간다

• 소아청소년비만 어떻게 할 것인가? •성장촉진의 시대가 문제다 •소아
청소년비만은 국가적인 문제다 •성장이 촉진되면 많은 문제가 생긴다 •
성조숙증은 각종 위험에 노출된다 •세 살 버릇 여든까지 간다 •키에 목
숨 거는 세상이 문제다 •사람다움은 큰 키에 있지 않다 •비만은 대물림
된다 •아이의 어머니가 가장 중요한 역할을 한다 •성장기에 체중을 줄이
면 안 된다? •어려서 찐 살은 모두 키로 갈까? •학교급식은 큰 걸림돌이
다 •아이를 살찌게 하는 범인은 어른이다 •소아청소년비만은 성격에도
영향을 미친다 •동물성식품이 키를 크게 하는 것은 맞지만… •그러나 동
물성식품은 많은 질병을 만든다 •키를 키우려고 우유를 먹이면 아토피가
생긴다 •콩과 견과류도 주의해야 한다 •과도한 단백질은 질소비료를 먹
는 것과 같다 •쌀 대신 감자와 고구마를 먹으면 성장에 문제가 생긴다 •
채소와 과일을 많이 먹으면 키가 잘 자라지 않는다 •음식을 제외하고 키
에 영향을 미치는 3가지 •키를 못 크게 하는 질병 3가지 •아이들의 생활
을 바꿔야 한다 •아이들에게 살찌지 않는 간식을 먹이자

| 자연식물식 사례 7 |

• • •

성조숙증은 동물성식품에 들어 있는 콜레스테롤이 원인이다. 몸에 콜레스테롤이 많아지면 콜레스테롤을

통해서 만들어지는 성호르몬이 앞당겨 만들어져 성조숙증이 된다.

소아청소년비만 어떻게 할 것인가?

소아청소년비만을 따로 살펴보기로 하자. 소아청소년비만
은 성인비만과 다른 면이 있다. 성장기는 몸이 만들어지는 기간
이다. 이 기간은 몸의 기초를 놓는 시기다. 기초가 중요하다는 것
은 설명을 하지 않아도 누구나 다 알고 있다. 건물의 기초가 튼튼
하지 않으면 그 건물이 무너질 수 있는 것처럼, 성장기에 몸을 제
대로 만들어놓지 않으면 그 영향은 평생 간다.

만병의 뿌리인 비만이 어릴 때 생긴다면 앞으로 살아가면
서 두고두고 문제를 일으킬 가능성이 있다. 어릴 때 몸에 밴 습관

은 평생 영향을 미치기 때문에 소아청소년비만을 따로 살펴보는 것이다.

성장촉진의 시대가 문제다

사춘기가 지난 아이들은 아버지보다 크고, 다 자란 딸은 어머니보다 큰 경우가 대부분이다. 예전에 비해서 아이들의 키가 매우 커졌다. 그것도 단기간에 이루어진 변화다. 성장이 촉진되게 하려면 음식을 많이 먹어야 한다. 그래서 비만도 따라 생긴다.

키가 지금보다 작았을 때도 여전히 사람이었고 사람다웠다. 사람의 가치는 키에 있지 않고 사람됨에 있다. 성장을 촉진시킬 이유가 없다.

소아청소년비만은 국가적인 문제다

비만은 나이에 무관하게 모든 연령층에 발생하고 많은 문제를 낳지만, 소아청소년의 비만은 특히 더 심각한 문제를 불러온다. 몸과 마음이 형성되어 가는 시기에 비만이 생기면 몸과 마음의 기초가 제대로 놓이지 않는다. 나이 많은 사람들이야 고생이 되어도 살 수 있는 날이 그리 길지 않지만 소아청소년들은 살아가야 할 날이 길다. 사는 기간이 길수록 비만으로 인해 이차적으로 생기는 문제가 생길 가능성이 크고 그 문제를 가지고 살아가야 할 날이 많다. 소아청소년들은 앞으로 나라를 책임질 주역들인데 건강하지 못한 채로 어떻게 감당할 수 있겠는가. 소아청소년들의 건강에 국가의 장래가 달려 있기 때문에, 소아청소년비만은 더 중요하게 다루어져야 한다.

성장이 촉진되면 많은 문제가 생긴다

키가 크면 불리한 점이 많다. 우선 생활하기 불편하다. 머리가 잘 부딪치고 좁은 좌석에 앉기가 불편하다. 차량이나 비행기 좌석에 앉을 때 무릎이 앞좌석에 닿는다.

키가 크면 병도 잘 생긴다. 키가 크다는 말은 성장기에 음식을 많이 먹었다는 의미다. 영양과잉 때문에 생기는 질병이 많아질 수밖에 없다. 여성은 성조숙증으로 유방암, 자궁내막암, 난소암이 발생할 가능성이 높아진다. 남성들은 전립선암에 걸릴 가능성이 커진다. 또 기흉(흉강에 공기가 차는 병)과 허리가 앞으로 굽어지는 자세 이상이 생길 가능성도 높아진다. 여기에다가 비만까지 겹치면 많은 병이 잇따라 발생한다.

반면에 키가 커서 유리한 점은 없다. 보기 좋다고 생각하는 것 말고는 좋은 것이 없다.

성조숙증은 각종 위험에 노출된다

성장속도는 적당해야 한다. 너무 빨라도 안 되고 너무 늦어도 좋지 않다. 비만하면 성적인 성장속도가 빨라지는 성조숙증이 생긴다. 8세나 9세밖에 안 된 여자아이가 유방이 발달하고 생리가 시작된다. 같은 또래의 남자아이가 고환이 커지는 등 사춘기가 앞당겨진다. 정신은 아이인데 몸은 어른이 되는 셈이다.

성조숙증은 동물성식품에 들어 있는 콜레스테롤이 원인이다. 몸에 콜레스테롤이 많아지면 콜레스테롤을 통해서 만들어지는 성호르몬이 앞당겨 만들어져 성조숙증이 된다.

성조숙증이 생기면 키가 빨리 자라기 시작하나 성장이 빨리 멈춘다. 그래서 최종적인 키는 정상적인 성적 성장속도를 보이는 아이들에 비해서 작아진다.

성조숙증이 생기면 성적인 혼란을 겪는다. 성적인 변화를 자연스럽게 받아들일 수 없는 나이에 몸은 성숙한 상태로 접어드니 어리둥절하게 된다. 성숙해져가는 몸을 감추고 싶어지고 또래 아이들을 만나는 것을 피하기도 한다. 그래서 사회성에 문제가 생기기도 한다.

성조숙증 아이들은 성폭력의 표적이 되기도 한다. 정신적으로 대비가 안 된 상태에서 위험에 노출된다.

성조숙증은 성 관련 암 발생을 촉진시키기도 한다. 성조숙증으로 에스트로겐(여성호르몬)이 앞당겨 분비되므로 유방암, 자궁내막암, 난소암 등이 생길 가능성이 높아진다.

세 살 버릇 여든까지 간다

잘 알려진 속담이다. 어릴 때 형성된 습관은 평생 영향을 미친다. 그러므로 좋은 습관을 갖게 하기 위해서는 어릴 때 올바르게 가르쳐야 한다. 어릴 때 식습관은 부모로부터 배운다. 부모의 식습관이 좋으면 아이는 저절로 좋은 식습관을 가지게 되고, 반대로 부모의 식습관이 좋지 않으면 아이의 식습관은 보나 마나다.

키에 목숨 거는 세상이 문제다

키가 작으면 결혼하기 힘들고 취업하기도 어렵다. 키가 경쟁력이 되고 있는 세상이다. 동물성식품을 먹으면 병이 잘 생긴다는 사실에도 불구하고 우선 키를 키우기 위해서 동물성식품을 먹인다. 성조숙증과 같은 질병이 생기고 안 생기고는 나중의 문제고, 우선 보기 좋아야 한다고 생각한다. 심지어 키가 작은 것을 치료의 대상으로 생각해서 진료하는 성장클리닉도 있다.

사람다움은 큰 키에 있지 않다

사람의 가치는 그 사람의 인격에 있다. 키의 크고 작음에 있지 않다. 키가 크다고 높은 인격이 저절로 만들어지는 것은 아니다. 키를 키우는 경쟁에서 한발 벗어나면 많은 병으로부터 자유로워질 수 있다. 키가 커야 한다는 고정관념에서 벗어나자.

비만은 대물림된다

부모가 비만하면 자녀가 비만해질 가능성이 크게 증가한다. 그럴 수밖에 없는 것이 아이들은 부모가 해주는 음식을 먹고 자란다. 부모가 먹는 음식이 살찌게 하는 음식이라면 자녀들역시 살찔 수밖에 없다. 부모의 몸매를 보면 자녀의 몸매를 짐작할 수 있고 반대로 자녀의 몸을 보면 부모의 몸을 추측할 수있다. 정확하게 일치하는 것은 아니지만 거의 맞다. 비만은 대물림된다.

아이의 어머니가 가장 중요한 역할을 한다

가족 구성원 중 소아청소년비만에 절대적인 영향을 미치는 것은 아이의 어머니다. 어머니는 아이가 먹을 음식을 만들고, 아기 때는 먹여주기도 한다. 어머니는 자신이 좋아하는 음식을 만든다. 아이에게 해로운 것을 이로운 것으로 잘못 알고 있다면 큰일 날 일이다. 만약 어머니 자신이 비만하게 만드는 음식을 먹어서 비만해졌다면, 그 음식을 함께 먹는 아이는 말할 것도 없이 비만하게 된다. 그러므로 소아청소년비만을 해결하는 첫걸음은 그 아이의 어머니의 생각을 바꾸는 것이다.

성장기에 체중을 줄이면 안 된다?

성장이 완료된 나이에 군살을 빼는 것은 안전하고 오히려 건강에 도움이 되지만 성장기에는 비만해도 군살을 빼면 안 된다는 말이 있다. 군살을 빼려고 음식을 적게 먹으면 성장장애가 생길 수 있다고 겁을 먹기 때문이다. 어릴 때 비만은 키로 간다는 말까지 있어서 저절로 해결될 것이라고 생각하기도 한다. 그러나 나이에 관계없이 군살은 건강을 해친다.

성장기 비만은 시급히 해결해야 할 질병이다. 곡식을 줄이고 채소와 과일을 충분히 먹으면 아무 문제가 생기지 않는다. 군살도 빼고 정상적인 성장도 할 수 있다. 먹은 만큼의 곡식은 이미 비계의 형태로 몸 안에 있기 때문에, 곡식을 적게 먹으면 모자란 만큼 비계가 사용된다. 성장기에 군살을 뺄 때 주의해야 할 것은 채소와 과일은 반드시 먹어야 한다는 점이다. 채소와 과일을 적게 먹으면 비계가 소비되는 과정에서 생기는 해로운 물질들을 처리할 수 없기 때문이다. 그뿐만 아니라 채소와 과일에 들어 있는 성분들은 비곗살을 만들지 않는다. 성장기에는 급격하게 하지 말고 서서히 체중을 줄이는 것이 좋다. 그러면 키도 자라고 몸매도 날씬해진다.

어려서 찐 살은 모두 키로 갈까?

이 말대로라면 걱정할 것이 무엇이겠는가. 어릴 때 비만한 아이들은 어른이 되어서도 여전히 비만하니까 어릴 때 비만이 문제가 되는 것이 아닌가. 그러면 왜 이런 근거 없는 말이 생겨나게 되었을까? 부분적으로는 맞는 말이다. 어릴 때 살찌게 하는 음식을 먹으면 성장이 빨라진다. 그래서 키도 크지만 체중도 함께 증가한다. 성인이 되었을 때 키만 보면 그 말이 맞다. 그러나 키가 크기도 하지만 비만하기도 하다. 키 큰 것 하나만 보면 안 된다. 비만은 아주 심각한 문제를 불러오는 질병이다. 어릴 때 비만하면 어른이 되어서도 비만해진다는 사실을 잊어서는 안 된다.

학교급식은 큰 걸림돌이다

초등학교에 입학해서 고등학교를 졸업할 때까지 12년간 매년 190회 정도 학교에서 제공하는 음식을 먹는다.

학교급식은 백미밥, 동물성 식재료로 만든 반찬, 채소로 구성되어 있다. 현미밥(잡곡밥)을 제공한다는 날에 나오는 밥도 진짜 현미가 아니다. 현미 10% 정도에 백미 90% 정도가 섞인 밥이다. 현미밥이 아니라 백미밥인데, 말로만 현미밥이라고 한다. 백미를 먹으면 쉽게 군살이 생긴다는 사실을 이미 여러 차례 강조했다.

반찬 중에는 동물성 식재료가 많다. 동물성식품은 아주 해롭다. 그런데 그것을 가공한 것은 더 해롭다. 채소는 양이 매우 적은데 이마저도 아이들은 잘 먹지 않는다. 김치를 비롯한 소금이 많이 들어간 반찬을 먹으라고 내 놓는다. 국에도 적지 않은 소금이 들어 있다. 짠 음식은 밥을 많이 먹게 만들어 살찌게 한다.

의무처럼 되어 있는 우유급식도 살찌게 하는 음식이다. 우유에는 칼로리 비율로 지방이 52%나 들어 있다. 우유 대신에 물을 먹는 것이 더 좋다. 기름물이라고 해도 틀리지 않을 우유를 마시니 군살이 생길 수밖에 없다.

초등학교에 입학하여 고등학교를 졸업할 때까지 12년간 아이들이 학교에서 먹는 밥이 모두 해서 무려 2,280끼 정도다.

아이를 살찌게 하는 범인은 어른이다

동물성식품, 가공한 식물성식품을 먹으면 쉽게 살이 찐다. 어른들이 동물을 키우고, 어른들이 식품을 가공한다. 이렇게 생산된 식품들을 부모가 사 온다. 이런 식품들을 가지고 음식을 만들어서 아이들에게 먹인다. 요리하지 않고 바로 먹을 수 있는 식품들(즉석식품)을 어른들이 만들어서 판다. 소나 돼지나 닭을 키우는 것은 어른들이다. 아이들은 가공식품을 만들지도 않고 집에 사들이지도 않는다. 모두 어른들이 하는 짓이다.

집에서는 부모가, 학교에서는 선생님이, 길거리에서는 상인들이 아이들을 살찌게 하고 있다.

소아청소년비만은 성격에도 영향을 미친다

육체적인 질병은 정신, 마음, 성격에도 영향을 미친다. 몸이 무거우면 쉽게 피곤해져서 다른 아이들과 어울리기를 꺼리게 된다. 다른 아이들이 뚱뚱하다고 자신을 놀리면 속이 상해서 공격적이 되기도 한다. 머리가 맑지 못하고 오래 견디는 힘이 떨어지기 때문에 학업성적도 나빠져 열등감이 생긴다. 이런 여러 가지 문제로 인해 사회성이 떨어진다. 소아청소년비만은 육체의 병을 만들 뿐만 아니라 정신의 이상도 불러온다는 사실을 잊어서는 안 된다.

동물성식품이 키를 크게 하는 것은 맞지만…

과거에 비해서 요즘 아이들은 훨씬 더 키가 크다. 예전과 다른 음식을 먹기 때문이다. 키는 음식에 의해 크게 좌우된다. 단백질을 많이 먹으면 키가 빨리 자라고 어떤 음식이든지 많이 먹으면 키가 잘 큰다. 그래서 아이의 키를 키우기 위해서 동물성식품을 먹이고 음식을 많이 먹여서 비만하게 만든다. 동물성식품을 먹이고 음식을 많이 먹이면 여러 가지 질병이 생긴다는 사실을 알지만, 키를 키우기 위해서 어쩔 수 없다고 생각하고 먹인다. 음식이 키에 미치는 영향에 대해 좀 더 자세히 살펴보자.

(1) 단백질을 많이 먹이면 키가 빨리 큰다

단백질은 몸 조직을 구성하는 성분이고 이 성분을 많이 먹으면 조직이 빨리, 그리고 크게 자란다. 조직이 커지면 키가 크고 근육이 많아진다. 그래서 아이의 키를 키우기 위해서 단백질이 많이 들어 있는 식품을 힘써 먹인다. 고기, 생선, 계란 우유 등 동물성식품을 성장식품이라고 생각하고 매일 먹인다. 그러나 동물성식품을 먹이면 많은 질병이 생긴다.

(2) 많이 먹이면 키가 큰다

칼로리 섭취량이 많으면 키가 빨리 큰다. 동물성식품뿐만 아니라 곡식을 많이 먹어도 키가 커지고 몸무게가 늘어난다. 성장하기 위해서는 탄수화물이 필요하고 탄수화물을 많이 먹으면 성장이 촉진된다. 탄수화물을 많이 먹으면 빨리 자란다는 사실은, 당뇨병을 가진 임신부가 매우 큰 아기를 낳는다는 사실에서 알 수 있다. 태아는 어머니의 혈액을 양식 삼아 자란다. 어머니의 혈당(탄수화물)이 높으면 태아가 음식을 많이 먹는 셈이 되어 성장이 빨라진다.

그러나 동물성식품은 많은 질병을 만든다

- 동물성식품에는 단백질이 지나치게 많이 들어 있어서 암, 알레르기, 자가면역질환, 만성통증, 골다공증 등을 잘 일으킨다.

- 동물성식품에는 콜레스테롤이 들어 있어서 동맥경화증 과 담석증, 유방암, 전립선암, 성조숙증 등이 생길 위험이 높아진다.

- 동물성식품에는 중성지방(비계)이 너무 많이 들어 있어 서 체중이 증가하고 혈당이 상승하고 동맥경화증 등이 생길 가능성이 커진다.

- 동물성식품을 먹으면 비타민C를 섭취할 수 없어 면역 력 감소로 인한 암 발생, 상처 회복 지연 등의 문제가 발 생할 가능성이 증가한다.

- 동물성식품을 먹으면 칼슘, 마그네슘 등의 미네랄 섭취 량이 줄어들어 체액이 산성화되어 골다공증이 생길 위 험성이 높아진다.

- 동물성식품을 먹으면 항산화성분을 먹지 못하므로 면 역력이 감소한다.

- 동물성식품을 먹으면 섬유질을 먹지 못하여 식후 혈당 이 급격하게 상승하고 변비가 생기고 비만해질 가능성

이 높아진다.

이상과 같이, 키를 키우기 위해서 동물성식품을 먹이면 많은 질병을 불러온다. 아이가 병이 들면 부모가 병수발을 들어야 한다.

키를 키우려고 우유를 먹이면 아토피가 생긴다

아이들의 키를 키우기 위해서 우유를 꼬박꼬박 챙겨 먹이는 부모들이 많다. 학교에서도 선생님이 권하고 있다. 그러나 키가 클지 모르나 아이는 아토피, 알레르기 비염, 기관지천식 등 알레르기에 시달리게 된다. 알레르기는 모든 연령대에 생기지만 특히 소아청소년기에 많이 생긴다. 피부가 가렵고 기침을 하느라 잠을 못 이룬다. 또한 코가 막혀서 잠을 깊이 자지 못하면 성장이 느려진다. 키는 키우고 병을 얻어서 무슨 도움이 되는가?

콩과 견과류도 주의해야 한다

콩과 견과류에는 단백질이 많이 들어 있다. 칼로리 비율로 현미(8%)에 비해서 대두(40%)에는 5배, 땅콩(16%)에는 2배가량 들어 있다. 키를 키울 목적으로 콩과 견과류를 많이 먹이면 지나치게 많은 단백질로 인해서 알레르기와 자가면역질환이 생길 가능성이 커진다. 대두나 팥과 같은 콩 종류와, 땅콩을 비롯한 견과류는 먹여도 되지만, 너무 많이 먹이면 문제가 생긴다.

과도한 단백질은 질소비료를 먹는 것과 같다

식물에 질소비료를 주면 크게 자란다. 키가 크고 줄기가 굵어지고 잎이 두꺼워진다. 반면에 질소비료를 주지 않는 식물은 그 반대가 된다. 겉보기는 이런데 속은 어떨까?

질소비료를 줘 크게 키운 식물은 병이 잘 생긴다. 그래서 질소비료를 준 식물은 농약을 사용할 수밖에 없다. 또 비바람에 약해서 쉽게 쓰러진다. 그뿐만 아니라 맛이 없고 향이 약하다. 또 조직이 물러서 쉽게 썩으므로 오래 저장할 수 없다.

반면에 질소비료를 주지 않고 키운 식물은 병이 잘 생기지 않고 맛이 강하고 향이 진하다. 그뿐만 아니라 비바람에 쉽게 쓰러지지 않고 오래 저장할 수 있다.

질소비료의 성분은 질소이고 질소는 단백질의 주성분이다. 질소비료는 단백질 비료다. 단백질이 많이 들어 있는 식품을 먹는 것은 식물에게 질소비료를 주는 것과 같다. 사람의 몸도 마찬가지다. 성장이 빠르면 병이 잘 생기고 견디는 힘이 약하고 체력과 활력이 떨어진다. 사람은 천천히 자라서 적당한 사이즈가 된다음 질병 없이 오래 살게 되어 있다. 몸의 이런 질서를 무너뜨리면 안 된다.

쌀 대신 감자와 고구마를 먹으면 성장에 문제가 생긴다

성장기에 감자와 고구마를 많이 먹으면 성장에 장애가 생길 수 있다.

감자와 고구마는 쌀에 비해서 칼로리가 낮다. 감자는 100g에 66칼로리로 현미(365칼로리)의 18% 정도다. 고구마는 128칼로리로 현미의 35% 정도의 칼로리를 갖고 있다. 감자와 고구마는 먹어도 되나 밥(현미) 대신 먹으면 칼로리 섭취량이 적어서 키가 잘 크지 않는다. 밥을 충분히 먹고 감자와 고구마는 간식으로 먹는 것이 좋다.

채소와 과일을 많이 먹으면 키가 잘 자라지 않는다

채소와 과일은 부피에 비해서 칼로리가 적고 곡식은 칼로리가 많다. 칼로리가 적은 채소와 과일로 배를 채우면, 곡식을 충분히 먹지 못하므로 칼로리 섭취량이 부족하여 성장이 잘되지 않는다. 그러므로 성장기에는 곡식을 충분히 먹어야 한다. 곡식을 우선적으로 먹고 나머지를 채소와 과일로 채워야 한다. 자연식물식을 하면서 채소와 과일을 지나치게 많이 먹이면 키가 잘 자라지 않고, 곡식을 충분히 먹이면 적당한 키로 자란다. 단백질을 많이 먹여야 키가 자라는 것은 아니다. 키 성장은 칼로리 섭취량이 가장 중요한 요소다.

음식을 제외하고 키에 영향을 미치는 3가지

키는 음식 이외에 다른 것들에 의해서도 영향을 받는다. 유전, 잠, 운동이 중요한 변수다.

첫째, 유전

키는 유전의 영향을 받는 것이 사실이다. 키 큰 부모 밑에서 난 아이들이 키가 큰 경우가 많다. 유전은 타고난 것이기 때문에 노력으로 어떻게 할 수 없다. 받아들일 수밖에 없고 달리 노력할 대상이 아니다.

둘째, 잠

잠은 성장에 큰 영향을 미친다. 잠을 충분히 자야 정상적으로 성장할 수 있다.

성장호르몬은 잠자는 동안에 분비되기 때문에 잠이 부족하면 성장호르몬 분비량이 적어지고 따라서 성장이 지연된다. 그러므로 소아청소년기에는 잠을 많이 자도록 해야 한다. 이를 모르고 키를 키우기 위해서 동물성식품을 많이 먹이고 음식을 많이 먹이면 비만해질 뿐 아니라 많은 병을 불러들인다.

일생 중 가장 키가 빨리 자라는 시기는 생후 1년이며 26cm(50cm에서 76cm로) 정도 자란다. 이 시기의 아이들은 젖 먹는 시간을 제외하고는 대부분 잠을 잔다. 나이가 한 살 두 살 더하면서 성장속도는 점차 줄어들고 잠자는 시간도 조금씩 줄어든다. 돌이 지나서 사춘기가 시작될 때까지는 매년 6.3cm 정도 자라고, 사춘기에는 매년 3.7cm 정도 큰다. 돌이 지나면 아이들의 잠자는 시간도 점차 줄어들고 사춘기가 끝나면 잠자는 길이가 성인과 같아진다.

셋째, 운동

운동은 뼈의 성장판을 자극해서 뼈의 길이가 길어지게 해준다. 그래서 운동이 키를 키우는 것이다. 또한 햇빛을 받으면서 운동을 하면 피부에서 비타민D가 만들어지는데, 이 비타민D가 음식물 속에 들어 있는 칼슘을 잘 흡수하게 해서 뼈 성장에 도움을 준다.

유전은 사람이 어떻게 할 수 없다. 그러나 음식, 잠, 운동은 노력하기에 달려 있다. 필요한 양만큼의 음식을 먹고 잠을 충분히 자고 적당하게 운동하면 타고난 만큼의 키를 키울 수 있다.

키가 잘 자라지 않는 질병이 있다면 이를 치료하지 않고는 충분한 성장을 기대할 수 없다.

첫째, 빈혈

빈혈은 피가 적은 상태를 말한다. 피는 전신에 영양분과 산소를 운반해주는 역할을 하는데, 피가 적으면 영양분과 산소공급이 줄어들게 되어 성장이 잘되지 않는다.

빈혈의 원인은 여러 가지인데 그중에서 가장 흔한 것은 철 섭취량이 부족해서 생기는 철결핍성빈혈이다. 철은 현미, 초록색 채소에 많이 들어 있으므로 자연식물식을 하면 철결핍성빈혈은 생기지 않는다. 소고기 살코기에도 철이 많이 들어 있어서 소고기 살코기를 먹으면 철결핍성빈혈은 생기지 않는다. 그러나 동물성식품 섭취로 인한 많은 문제를 불러온다.

둘째, 갑상샘 기능 저하증

갑상샘호르몬은 몸의 발육을 촉진시키는 일을 한다. 그래서 호르몬 분비량이 적으면 성장이 느려진다. 키가 작으면 음식을 많이 먹으려고만 하지 말고 혹시 갑상샘호르몬 저하증이 있는 것은 아닌지 확인해보아야 한다.

셋째, 성장호르몬 분비 저하증

성장호르몬은 키를 크게 하는 호르몬이다. 음식을 충분히 먹어도 이 호르몬이 적게 분비되면 키가 잘 자라지 않는다. 음식을 많이 먹는데도 키가 잘 자라지 않을 때는 혹시 성장호르몬 분비가 부족하지는 않은지 확인해보아야 한다. 이런 사실을 모르고 키를 키우기 위해서 동물성식품을 먹으면 키는 자라지 않고 비만해지며, 각종 질병에 시달릴 뿐이다.

아이들의 생활을 바꿔야 한다

요즘 소아청소년들은 음식을 배불리 먹는다. 집에서뿐만 아니라 밖에서도 마음껏 먹는다. 문제는 요즘 아이들이 먹는 음식이 대부분 살찌게 하는 식품들이라는 사실이다. 집에서 먹는 밥도 가공식품이 많다. 직장을 가진 주부들은 반찬을 만들 시간이 없어 간편하게 먹을 수 있는 음식들을 사서 아이들에게 주는데 이런 것들은 대부분 군살을 만드는 식품들이다. 심지어는 하루에 한 끼도 집에서 먹지 않는 아이들도 있다. 밖에서 사 먹는 음식들은 동물성식품이거나 가공한 식물성식품으로 쉽게 살찌게 하는 것들이다.

또한 아이들은 잠 부족에 시달린다. 늦게까지 학업에 매달린다. 학교수업뿐만 아니라 학원을 다니느라 눈코 뜰 사이가 없다. 집에 와서도 인터넷이나 휴대폰에 시간을 쓴다. 그러니 잠자는 시간이 늦어질 수밖에 없다. 잠이 부족해서 학교수업 시간에 아예 잠자는 아이들도 적지 않다.

요즘 아이들은 뛰어 놀 시간도 없다. 운동장이나 동네 놀이터에서 아이들 소리를 들을 수 없다. 학교의 운동장 크기도 점점 줄어들고 있고 체육수업 시간을 제대로 지키지 않는 학교들도 있다. 학교나 학원에서뿐만 아니라 집에서도 앉아 있는 시간이 많다.

키가 자라는 데는 음식뿐만 아니라 충분한 잠과 운동도 크게 영향을 미친다. 이런 것들을 소홀히 하고 오로지 음식에만 의존해서 키를 키우려고 하니 많은 문제가 뒤따른다. 그래도 안 되면 키 크는 호르몬을 투여해서 키를 키우고 있다. 생활을 바꿔야 한다.

아이들에게 살찌지 않는 간식을 먹이자

비만한 아이들은 간식을 먹지 않아야 한다. 하루 세 끼 먹는 음식도 줄여야 할 판에 간식까지 먹으면 군살을 빼는 것은 불가능하다. 그러나 간식을 안 먹는 것은 불가능에 가깝다. 다른 아이들은 간식을 먹는데 혼자만 먹지 않기란 무척 힘들다. 그러므로 간식을 먹되 군살이 생기지 않는 간식을 먹으면 적어도 비만이 악화되는 것은 피할 수 있다.

살찌게 하는 간식으로는 감자, 고구마, 빵, 떡, 과자, 음료수 등이 있다. 반면에 살찌지 않는 간식은 토마토와 같은 열매채소와 과일이다. 대개 열매채소와 과일은 살찌게 하는 간식보다 맛이 없다는 선입견을 가지고 있다. 그러나 일정 기간 계속해서 먹이면 자연 본래의 맛을 충분히 느낄 수 있다. 아이들을 설득해서 건강한 간식을 즐길 수 있게 해야 한다.

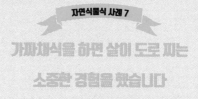

2017년경 심한 음성변조를 비롯한 신체의 이상증상으로 여러 병원을 순회하여 진찰한 결과 뇌혈관성 질병임을 알게 되었습니다. 병원에서 치료가 어렵다는 판정을 듣고 치료할 길을 애타게 찾다가 황성수 힐링스쿨을 알게 되었고, 64기로 참여하게 되었습니다.

힐링스쿨에 등록할 당시 2018년 3월 제 체중은 163cm에 77kg이었습니다. 등록하며 기다리는 두 달 동안 황 박사님의 유튜브를 참고삼아 혼자서 현미식물식을 실천했습니다. 그 결과 놀랍게도 힐링스쿨에 입학할 때쯤 69kg까지, 무려 8kg을 집에서 혼자 감량할 수 있게 되었습니다.

입학과 함께 공부를 해가면서 각종 질병과 비만이 생활습관, 특히 먹는 음식 때문이라는 사실을 알게 되었습니다. 특히 콜레스테롤과 중성지방을 관리해야 하는 이유를 이론으로 알게 되었고, 체중을 반드시 줄여야 질병이 퇴치된다는 사실도 알게 되었습니다. 2주 동안의 교육을 마치고 힐링스쿨을 졸업할 때 제 체중은 64kg까지 빠져 있었습니다.

힐링스쿨을 마친 후에도 지속적으로 자연식물식(현미식물식)과 운동을 병행했습니다. 제 표준체중인 54kg에는 미치지 못했지만, 2018년 9월에는 56kg까지 감량했고 각종 건강수치를 통한 몸 상태가 완벽한 표준에 도달하는 기적을 맛볼 수 있었습니다.

그러다 보니 마음이 조금씩 해이해지기 시작했습니다. '고기, 생선, 계란, 우유를 먹지 않는 채식만 하면 되겠지…' 하는 마음으로 맛있는 가짜채식 음식들을 찾기 시작했습니다. 세상에는 참 많은 가짜채식 음식들이 있었습니다. 채식라면, 채식짜장, 비건빵, 비건스파게티… 특히 집에서는 야채부침개, 야채튀김 등 점점 가짜채식의 범위를 넓혀가고 있었습니다.

집을 나설 때 분신처럼 들고 다니던 도시락을 생략하고 식당에서 흰쌀밥과 양념 가득한 음식들로 식사를 하기도 했습니다.

체중은 조금씩 오르기 시작했고 급기야 2019년 2월에는 60kg을 넘게 되었습니다.

'이래선 안 되겠다' 싶어 다시 본래의 현미식물식으로 돌아가려 시도해 보았지만, 혼자서는 유혹에 항상 넘어가고야 마는 저도 나약한 인간이었습니다. 그래서 다시 2019년 5월 17일 힐링스쿨 74기로 재입학하게 되었습니다. 다시 강의를 들으면서 이전에는 들리지 않았던 말씀이 들리기 시작했습니다. 현미식물식이 단순히 내 몸의 질병과 비만을 고치는 것뿐만 아니라, 나와 이웃과 지구환경에 얼마나 도움이 되는지 알게 되었고, 다시는 가짜 채식을 하지 않으리라 마음을 다지면서 학교를 졸업했습니다. 2번째 졸업할 당시 체중은 56kg이었습니다. 우여곡절이 있었지만 처음과 비교해서 총 21kg을 감량한 셈입니다. 지금도 표준체중 54kg에 다다르길 힘쓰고 있습니다.

마지막으로 현미식물식을 하는 데 꼭 필요한 것이 무엇일까 생각해봅니다. 첫째, 이타적인 마인드로 삶의 태도가 변해야 합니다. 자기중심적인 마인드도 본인의 건강과 비만해결에 효과가 있는 것은 사실입니다. 그러나 그것은 한계가 있습니다. 이웃과 후손에게 물려줄 이 땅에 유익을 끼쳐야 한다는 인식을 가질 때 지속 가능하다는 것이 제 생각입니다. 둘째, 지속적으로 기록을 해야 합니다. 정기적으로 체중과 콜레스테롤 수치 등을 적으면서 확인해야 합니다. 그래야 내 몸의 현주소를 알게 되고 위험 신호를 인지하게 되어 지속적으로 건강한 생활이 가능하다는 생각입니다. 셋째, 타협하지 말아야 합니다. 제가 현미식물식, 자연식물식을 하다가 가짜채식과 타협하면서 체중이 늘어났던 경험이 있습니다. '이것도 채식은 채식이니 괜찮겠지', '한두 번이면 어때'라고 생각하면서 채식라면 같은 가짜채식의 세계로 빠지면 다시 살이 찌고 질병이 생깁니다. 타협은 금물입니다. 넷째, 주변의 말에 귀를 기울이지 말고 황 박사님께 배운 것을 기준으로 삼아야 한다는 것입니다. 저는 주변에서 너무나 간곡히, '그러다 큰일 난다', '이건 먹어도 되고 저건 먹으면 안 된다'… 이런 말들을 많이 들었습니다. 특히 어머니가 정성스레 해주신 음식을 안 먹으면 서운해하실 때도 있습니다. 거절하기 참 어려운 상황을 자주 마주칩니다. 그러나 처음에는 어렵지만 한번 거절하고 나면 '저 사람은 원래 그래' 하면서 인정해줍니다. 은근히 왕따가 되는 것을 감당할 모진 마음을 먹고, 정체성을 분명히 해야 한다는 것이 저의 생각입니다.

힐링스쿨을 통해서 '살은 빼는 것이 아니고 빠지는 것'이라는 진리를 알게 되었고 몸으로 경험하였습니다. 앞으로도 꾸준히 자연식물식(현미식물식)을 통해 내 몸을 사랑하고 이웃과 지구에 유익을 끼치는 삶을 살고 싶습니다.

10장

저체중도
정상으로
바꿀 수 있다

저체중이란 무엇인가 ·저체중이 되는 원인은 무엇일까 ·살찌우기도 쉽

지는 않다 ·저체중에도 체중을 늘릴 수 있다 ·저체중에 자연식물식을 해

도 될까? ·동물성식품으로 저체중을 해결하면 안 된다 ·가공한 식물성

식품으로 저체중을 해결해도 안 된다

| 자연식물식 사례 8 |

• • •

몸에 비계가 너무 적어서 저체중이 된 경우라면 음식을 많이 먹으면 된다. 이때 많이 먹어야 하는 것은 채소와 과일이 아니라 곡식이다.

저체중이란 적정상태 이하로 너무 야윈 경우를 말한다. 살을 찌워야 하는 사람들에게 해당된다. 저체중이 되면 힘쓰기가 어렵고 남보다 더 추위를 탄다. 딱딱한 바닥에 앉아 있으면 엉덩이가 아프다. 물건에 부딪치면 아프고 멍이 잘 든다. 뼈에 실리는 몸무게가 가벼우면 골다공증도 생길 수 있고 사 입는 옷이 맞지 않아서 불편한 점도 있다. 저체중이 되면 수명이 짧아진다는 주장도 있다.

저체중의 기준은 명확하지 않다. 어느 정도로 야위면 안 된다는 것을 증명하기가 어렵기 때문이다. 굳이 수치로 표시한다면 (키-100) × 0.75 이하일 때를 저체중이라고 할 수 있다. 체질량 지수(BMI)로는 18.0 이하를 저체중이라고 부르고 있다.

저체중이 되는 원인은 무엇일까

저체중이 되는 원인 몇 가지를 살펴보면 아래와 같다.

첫째, 충분한 양의 음식을 먹지 못할 때 저체중이 된다. 치아가 좋지 않아서 음식을 잘 씹지 못하거나, 위의 일부를 잘라낸 경우 조금만 먹어도 위가 차서 더 먹을 수 없을 때 저체중이 된다. 그 밖에 궤양성대장염, 위염이나 위궤양이 있으면 배가 아파서 적게 먹게 되니 체중이 줄어든다.

둘째, 먹는 양은 충분하나 장에서 흡수가 잘 안 되면 저체중이 된다. 소장에 만성염증이 생긴 크론병이 대표적인 예다.

셋째, 먹는 양보다 소비량이 더 많으면 저체중이 된다. 갑상샘 기능이 증가하여 칼로리 소비량이 증가하면 저체중이 된다. 많이 먹는데도 야윈 사람들 중의 일부가 여기에 속한다.

넷째, 근육량이 적으면 저체중이 된다. 근육은 체중의 구성에 큰 부분을 차지하기 때문이다. 운동이 부족하여 근육이 약하면 체중이 줄어든다.

살찌우기도 쉽지는 않다

살찐 사람들이 살을 빼기 위해 애쓰지만 잘 안 되는 것처럼, 저체중인 사람들이 체중을 늘리는 것도 쉽지 않다. 음식을 많이 먹어도 쉽게 체중이 늘지 않는다. 하루 세 끼뿐만 아니라 자주 간식을 먹어도 몸무게가 늘지 않는다.

저체중에도 체중을 늘릴 수 있다

몸에 비계가 너무 적어서 저체중이 된 경우라면 음식을 많이 먹으면 된다. 이때 많이 먹어야 하는 것은 채소와 과일이 아니라 곡식이다. 채소와 과일에는 수분이 많아서 크기에 비해 칼로리가 적은 반면에, 곡식은 수분이 적어서 크기에 비해서 칼로리가 많기 때문이다.

몸에 근육이 너무 적어서 저체중이 된 경우에는 근육을 키우면 된다. 근육을 키우는 방법은 근육운동뿐이다. 근육운동이란 무거운 것을 이용하는 운동이다. 운동기구나 자신의 몸을 이용하여 약간 힘들게 하는 운동이다. 예를 들면 아령운동, 팔굽혀펴기, 쪼그리고 앉았다가 일어서기(스쿼트), 누워서 상체 일으키기 등이다.

저체중에 자연식물식을 해도 될까?

곡식, 채소, 과일만 먹는 자연식물식을 하면 좀처럼 체중이 증가하지 않는다. 칼로리가 낮은 식품인 채소와 과일을 적게 먹고 칼로리가 높은 식품인 곡식을 배불리 먹어도 체중이 쉽게 늘지 않는 경우가 종종 있다. 이런 이유로 저체중에는 채식을 하면 안 된다는 소문이 있다. 그러나 저체중에도 자연식물식을 해야 한다. 그러면서 운동을 해서 근육을 키우면 체중이 어느 정도 늘어난다.

동물성식품으로 저체중을 해결하면 안 된다

동물성식품을 먹으면 체중이 쉽게 늘어난다. 동물성식품에는 칼로리가 높은 성분인 중성지방이 지나치게 많이 들어 있기 때문이다. 중성지방은 같은 무게의 탄수화물에 비해서 2.25배나 되는 칼로리를 가지고 있다.

고기, 생선, 계란, 우유를 먹으면 체중은 불어나지만 많은 질병이 생긴다. 저체중으로 인한 문제보다 질병으로 고생하는 것이 훨씬 더 삶을 고달프게 만든다. 동물성식품을 먹지 않고 체중을 늘리는 방법을 택해야 한다.

가공한 식물성식품으로 저체중을 해결해도 안 된다

가공한 식물성식품을 먹으면 쉽게 체중이 증가한다. 흰쌀음식(쌀밥, 떡, 국수, 빵), 흰 밀가루 음식(빵, 국수, 라면, 만두, 피자, 과

자) 등은 섬유질이 적어서 부드럽기 때문에 많이 먹게 된다. 당뇨병이 생길 가능성이 커지고 비만해질 수 있다. 저체중으로 인한 문제보다는 이런 질병이 더 무섭다.

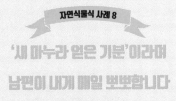

저는 20대부터 비만여성으로 지내다 출산 이후 10kg이 더 올라가 고도비만 상태가 되었습니다. 평생 다이어트를 해왔고 당연히 요요현상이 반복되는 생활을 40년 가까이 해왔습니다. 그런 가운데 사업 실패로 인한 충격으로 스트레스형 우울증이 생겨 병원에 3개월 동안 입원까지 하게 되었습니다.

그 후 당뇨병과 과지혈증으로 고통을 겪기도 했습니다. 자고 나면 이불이 흥건히 젖을 정도로 식은땀이 났고 손과 발에 쥐가 나기가 다반사였습니다. 또한 하지정맥류로 인해 두 다리가 시퍼렇게 변해서 아이들이 이상하다고 무서워할 정도까지 제 몸은 만신창이였습니다. 손에 힘이 없어 핸드폰이 무겁게 느껴졌고 밤부터 새벽 5시까지 잠을 못 자는 불면증에 시달리기도 했습니다. 양어깨도 통증에 시달렸고 선풍기나 에어컨 바람이 몸에 닿으면 시리고 아리기도 했습니다.

풍치로 인해 잇몸에 피가 났고 치과의사에게서 이를 빼야 한다는 진단도 받았습니다. 그뿐만 아니라 탈모도 시작되고 골다공증까지 생겼습니다. 건강검진을 통해서 오른쪽 유방에 혹이 3개, 왼쪽 유방에 혹이 3개, 자궁에 혹이 1개 있다는 진단도 받았습니다. 시력도 나빠져서 안경을 착용해야 한다는 말도 들었는데, 모두 당뇨로 인해서 진행된 합병증들이었습니다.

남편은 당뇨에 좋다는 각종 건강식품을 사주면서 어떻게든 치료해보자며 나보다 더 많은 걱정을 해주었습니다. 그러던 어느 날 하지정맥류가 심해지고 발의 모세혈관 쪽이 심각한 상황에 이르게 되었습니다. 설상가상으로 우울증과 공항장애 증세가 심해져서 정신과에서 처방해준 안정제에 의존해야 할 정도까지 되었습니다.

그러던 중 유튜브에서 황성수 박사님의 동영상을 보게 되었고 집에서 15일 정도 혼자 따라 해보았습니다. 신기하게도 15일 만에 6kg이 빠지는 경험을 했습니다. 또한 혼자서 당뇨약도 끊어보았는데 당뇨가 정상 100선을 유지하는 놀라운 경험을 하게 되었습니다. 좀 더 자세하고 철저하게 하고 싶어서 바로 남편에게 힐링스쿨의 동영상을 보여주었더니 당장 입학해서 다녀오라고 채근했습니다. 그렇게 힐링스쿨에 입학한 것이 2018년 9월입니다. 그곳에서 나에게 놀라운 변화들이 일어나기 시작했습니다.

황성수 박사님의 열정적인 강의에 행복과 기쁨과 평안을 맛보게 되었고 몸은 매일매일 가벼워졌습니다. 살을 더 빼고 싶은 욕심에 현미는 안 먹고 채소와 과일을 먹었습니다. 양을 조금씩만 먹었는데도 강의와 등산과 동영상 보기 등의 일정을 아무런 무리 없이 수행할 수 있었습니다. 즐겁고 유익한 프로그램뿐만 아니라 진안의 아름다운 경치에 몸과 마음을 힐링할 수 있었습니다.

집에 와서 남편에게 당뇨가 정상수치로 떨어졌다고 하니, 지금은 정상이지만 6개월 동안 계속 정상이어야 인정할 수 있다고 농담을 했습니다. 힐링스쿨에 다녀오고 난 뒤 놀라운 경험을 하면서, 아들과 남동생을 힐링스쿨에 보내 나처럼 건강을 찾도록 격려해주었습니다. 지금까지 힐링스쿨에서 먹던 방식대로 현미, 채소, 과일로 식단을 짜서 먹고 있습니다. 가끔은 외식으로 이탈도 하지만 다음 날에는 다시 힐링스쿨의 일상생활처럼 돌아가려 힘쓰고 있습니다

몸무게는 68kg에서 52kg으로 16kg 빠져 있는 상태입니다. 2018년 9월 이후 이 글을 쓰고 있는 2019년 6월 사이 제 건강상

의 변화는 다음과 같습니다.

　200~300 수준의 공복혈당이 80-100 수준으로 유지되어 당뇨약을 끊었고, 총콜레스테롤 280이었던 과지혈증이 130으로 유지되고 있으며, 하지정맥류의 푸른색이 정상 살색으로 돌아왔고, 잇몸에 피가 나서 빼라고 요구받던 풍치가 정상으로 돌아왔습니다.

　식은땀으로 요와 이불을 적셨던 것이 땀이 나지 않게 되었고, 한 움큼씩 빠지던 머리카락도 안 빠지고, 새로 맞추었던 안경은 눈이 좋아져 쓸 필요가 없게 되었으며, 무좀 발이 깨끗한 발로 변해서 남편이 너무 좋아합니다. 2018년 12월 건강검진 결과 오른쪽 가슴에 있던 혹 2개가 없어지고 1개만 남았으며 왼쪽은 3개가 모두 작아졌으며 자궁의 혹은 완전히 없어졌다는 결과를 받았습니다. 선풍기 바람을 못 쐬던 제가 선풍기 앞에 있다는 사실이 놀라왔고 어깨의 통증이 놀랍게 줄어들었습니다. 5년을 먹던 수면제도 끊었으며 골밀도 또한 정상으로 돌아왔습니다.

　저는 남편의 사랑을 더 듬뿍 받는 아내가 되었습니다. 당뇨병과 각종 합병증으로 마누라를 잃어버릴 줄 알았다며, 제 병을 낫게 할 수 있다면 산속에라도 들어가서 살수 있다고 말하곤 했었습니다. 요즘은 새 마누라를 얻은 기분이라며 아침마다 뽀뽀해주며 '당신하고 같이 살아서 행복하다'고 말합니다. 그 말을 들으면서 저 또한 행복을 느끼고 있습니다.

　이렇게 글을 쓰고 있는 지금 남편이 옆에서 거들고 있습니다. '약도 안 먹고 병원도 가지 않고 돈도 들지 않는 자연식물식 (현미식물식)을 알려주신 황성수 박사님은 진정한 의사다' 이 한 마디를 꼭 넣어 달라네요. 모두모두 살도 빼고 건강을 되찾아서 저희처럼 행복한 부부가 되기를 기원합니다.

● 힐링스쿨 60기 체중감량표 (단위: kg)

이 름	최초체중	표준체중	초과체중	감량
강OO	50	43	7	2.3
강OO	68	61	7	5.3
김OO	90	71	19	7.0
김OO	59	49	10	4.3
김OO	61	50	11	4.2
김OO	70	57	13	5.3
김OO	70	52	18	4.5
김OO	63	54	9	4.8
김OO	92	65	27	8.0
김OO	65	52	13	5.8
김OO	58	54	4	4.5
김OO	83	43	40	3.9
김OO	55	49	6	3.1
김OO	68	51	17	5.1
김OO	85	55	30	6.7
노OO	64	51	13	4.4
맹OO	82	53	29	6.6
문OO	56	43	13	4.5
서OO	76	51	25	4.5
손OO	62	54	8	4.1
신OO	67	60	7	5.0
안OO	111	61	50	9.6
안OO	107	65	42	8.6
양OO	78	56	22	5.6
유OO	79	52	27	5.0
이OO	92	69	23	7.1
이OO	63	51	12	4.2
조OO	79	57	22	9.5
조OO	46	46	0	2.8
최OO	73	61	12	3.3
최OO	75	66	9	4.0
한OO	76	60	16	4.0
한OO	102	65	37	9.0
홍OO	61	51	10	3.7
			평균	5.29

※최초체중, 표준체중은 사사오입

● 힐링스쿨 62기 체중감량표 (단위: kg)

이 름	최초체중	표준체중	초과체중	감량
강○○	64	54	10	3.6
구○○	67	45	22	5.5
권○○	46	38	8	3.4
김○○	73	47	26	4.7
김○○	56	48	8	3.4
김○○	60	54	6	5.2
김○○	69	65	4	5.0
김○○	91	62	29	7.3
김○○	78	48	30	6.4
김○○	67	47	20	5.3
김○○	81	59	22	6.3
김○○	86	72	14	6.8
김○○	67	49	18	4.9
김○○	73	55	18	6.4
문○○	58	53	5	4.8
박○○	47	45	2	2.9
백○○	87	64	23	6.7
서○○	56	49	7	4.2
송○○	77	50	27	7.0
신○○	71	47	24	6.1
유○○	54	40	14	3.9
윤○○	81	53	28	6.4
이○○	79	61	18	6.6
이○○	60	58	2	4.2
장○○	54	51	3	3.9
장○○	73	55	18	5.3
장○○	73	60	13	5.5
정○○	59	53	6	4.0
조○○	69	51	18	6.2
조○○	52	52	0	2.9
최○○	66	57	9	3.9
최○○	59	50	9	6.0
최○○	52	44	8	3.6
최○○	48	46	2	2.5
탁○○	53	37	16	3.4
			평균	4.97

※최초체중, 표준체중은 사사오입